AF873565

EDSON LECHUGA

infarto

EDSON LECHUGA

infarto

Piel de Zapa
Literatura audaz

© Edson Lechuga

Infarto (2018), Originally published as a Storytel Original Series.

Edición propiedad de Ediciones de Intervención Cultural/Piel de Zapa

ISBN: 978-84-129739-3-8
Déposito Legal: B 6828-2025
Impreso en España

a los perros·de·azotea
malvivientes en esta ciudad.

ahora estaba vivo
y partido por la mitad.

italo calvino

uno:

la artemisa

la alarma del teléfono suena a las cuatro y media de la madrugada. el sonido rompe el silencio y la luz del celular rompe la noche.

tu mano salé de las cobijas y con un movimiento mecánico va directo al buró, tantea por encima hasta encontrar el aparato y lo apaga.

tú sigues durmiendo.

sueñas raro.

en el sueño el teléfono timbra desesperado mientras tú das vueltas de una habitación a otra en busca del aparto porque aquella casa en tus sueños no es la de tu realidad. al fin lo encuentras puesto sobre una pequeña mesa esquinera cubierta con una carpetita como las que en algún tiempo tejió tu madre. del otro lado de la línea una voz neutra y burocrática te notifica que tu hijo está detenido porque sufrió un accidente automovilístico mientras conducía en estado de ebriedad, que debes presentarte con carácter de urgente ante el ministerio público de la delegación coyoacán.

al escuchar la noticia sientes como te cuesta respirar. tus manos tiemblan y sueltas el auricular que se estrella contra el piso.

eres una mujer soltera, vives en ecatepec y no en coyoacán, no tienes coche y no tienes hijo, pero tus manos tiemblan porque en los sueños las cosas son más reales que en la realidad.

«artemisa», te dices en mitad del sueño, «no vives en coyoacán, no tienes coche y no tienes hijo», justo cuando la alarma de tu celular suena otra vez y el sueño insiste: recoges el auricular y lo llevas a tu oreja. la voz te dice ahora que el coche no está asegurado y que hay heridos:

«¿de gravedad?», preguntas en el sueño y las palabras se escapan hasta la vigilia donde tu madre las escucha desde el cuarto contiguo, se levanta somnolienta y se acerca a despertarte.

tu madre, artemisa, sufridora y católica que no falta a misa los domingos. tu madre, artemisa, enferma de una afección cardiaca que la hizo quitar aquel puesto de garnachas que ponía todas las noches en la cochera, dejándote la chinga de los gastos de la casa a ti. esa afección cardiaca que a veces no sabes si es de a deveras o nomás una manera de tenerte ahí, a su disposición. pero luego te entra la culpa por pensar esas cosas y te juzgas, te castigas mentalmente, eres buena para darte palos cráneo·adentro. lo aprendiste desde chiquita y tienes el método bien aceitadito. te golpeas cráneo·adentro cuando piensas que tu madre usa su afección cardiaca para dominarte cada vez que pasa por tu mente la andrea; o sus besos; o sus piernas.

te has golpeado con la culpa desde chiquita. desde los dulces que te robabas en la tienda de doña elvira, o las noches que te metías a la cama sin lavarte los dientes, o la primera vez que te sentiste atraída por una mujer. natalia, se llamaba, vivía en la manzana siete, lote sesenta y dos, a dos cuadras de tu casa. no recuerdas cuando la conociste porque en el barrio la gente se conoce desde siempre. jugaban a las muñecas y a las tortillas de lodo y a las traes y a las exploradoras porque a los niños no les gustaba que las niñas se unieran a sus expediciones hasta el despoblado para atrapar ranas en el arroyo.

entonces natalia y tú jugaban a correr hasta los maizales que en aquellos tiempos rodeaban ecatepec y se internaban en la espesura de la milpa.

fue ahí, un día, donde natalia te besó.

pero eso no fue lo malo, artemisa. no, qué va. lo malo fue que te gustó: sentiste sus labios tersos sobre los tuyos y cerraste los ojos. te dejaste llevar, artemisa, te fuiste lejos con el roce de esos labios sobre los tuyos. lo peor fue que luego llegó la culpa con su séquito de plagas: el remordimiento, la inquietud, el arrepentimiento, el desasosiego.

«la besaste, artemisa», te decías ya en tu cuarto, tirada en tu cama mirando al techo: «y te gustó».

guardaste el secreto por años.

lo guardas aún.

pese a que chelo, tu madre, tenga sus sospechas sabes que son solo eso: sospechas. pero eso piensas tú, artemisa. porque en realidad no sabes lo que chelo sabe. el problema es que no te lo dirá ahora, sino hasta que llegue el momento de que a todo esto se lo lleve el carajo y tú no aguantes más y ella no aguante más y se tiren verdades a la cara como pedradas, como escupitajos.

pero esta madrugada tu madre sólo se detiene en el umbral del cuarto y desde ahí te dice que ya es hora, que pondrá a calentar el agua, que te levantes, que no vaya a ser que llegues tarde a la fábrica.

la voz de tu madre se mete a tu sueño por la línea del teléfono que sujetas con la mano sudorosa.

«mamá», le dices a tu madre en el sueño, «se accidentó mijo en coyoacán y debo de ir al ministerio público». pero inmediatamente te detienes porque nunca la llamas así.

«artemisa», te dices ahora a ti misma, «tú no tienes coche, ni hijo, ni vives en coyoacán... y a *chelo* le dices *chelo* y no *mamá*», pero en el territorio de lo onírico las cosas de la razón importan un bledo: así que sigues con la inquietud, con el sudor de manos.

tu madre vuelve a tu cuarto, ahora enciende la luz y sientes el golpe de la claridad sobre tus párpados cerrados.

–se te va a hacer de tarde, mija –escuchas a lo lejos, detrás del auricular y la angustia del sueño.

nuevamente tu mano sale de las cobijas, tanteas por encima hasta encontrar tu celular, lo tomas por una esquina y lo llevas frente a tus ojos para ver la hora.

–las cuatro treinta y dos –mascullas sacando la cabeza de las cobijas.

detrás de tu cabellera oscura, revuelta, deshecha, salen tus hombros desnudos, luego tus pechos morenos.

–¿cuántas veces te he dicho que no te duermas encuerada? –dice tu madre antes de girarse y comenzar a refunfuñar que el agua ya está lista y que va a prepararte algo para desayunar. acuérdate de pasar al banco –escuchas ya en la vigilia mientras te enfundas la camiseta y las chanclas y caminas sonámbula hacia el cuartucho donde te bañas.

–sí, chelo –contestas en automático.

chelo, siempre le has dicho *chelo* y no *mamá* como se supone que le debe de hablar una hija a su madre. «chelo esto. chelo esto otro. chelo para aquí. chelo para allá». pese a sus sesenta y tantos años y a que es tu madre, la tuteas.

la nombras chelo y punto.

ella sin embargo te dice *mija* o *mijita*. tú la tuteas como intentando que al hacerlo se afloje un poco el lazo con el que te tiene amarrada, porque quien manda en esa casa es ella. pese a que tú te encargas de los gastos, pese a que tú te encargas del quehacer, pese a que tú te encargas del alimento, el aseo, el vestido y hasta de los diezmos que chelo deja en su iglesia los domingos, ella es la que manda. es por eso que le dices *chelo* y no *mamá*: en un intento de ponerte al tú por tú ante sus exigencias, sus creencias, su rancia moral. porque ya te estás hartando, artemisa: tanto, que últimamente has sopesado la idea de un día de estos pararte frente a chelo y decirle de una vez por todas que eres lesbiana, tortillera, ¡lencha, carajo! y que pase lo que tenga que pasar, que truene, que valga madres de una vez.

pero te detiene su afección cardiaca.

te detiene el miedo de que le vaya a pasar algo de a deveras, algo más serio o más cierto de lo que dice que le pasa. porque esa afección cardiaca solo la diagnosticaron ella y la comadre lupe.

fue aquel día en que la encontraste tirada en mitad de la cocina y casi te desmayas a su lado. ese día la arrastraste, artemisa, con tu menudito cuerpo la arrastraste hasta una silla y le serviste un vaso de coca-cola para que se sintiera mejor. le soplaste con la servilleta de las tortillas y corriste a llamar a la comadre lupe. la comadre que es curandera de las buenas y no pendejadas. la comadre lupe nomás verla luego-luego diagnosticó: «es el corazón», dijo…, «las penas». luego volvió a su casa por una bolsa de yerbas y preparó algo más parecido a un caldo que a un té. la acostó, la ungió, la sobeteó y la dejó embalsamada como momia y bien dormidita.

–es el corazón –te advirtió nuevamente. tantas sus penas. así que ni un descalabro más, mi reina; ni un sobresalto porque le puede costar la vida.

y ahí comenzaron las tuyas, artemisa. tus penas. la chinga, el trabajo y las cuentas del teléfono y la tanda y los tanques de gas. y chelo pide y pide con el pretexto de su corazón: «acomplétame para unas medicinas, mijita», te pide y tú concedes; «nomás me faltan doscientos para las ampolletas», te pide y tú concedes; «a ver si puedes pasar a la farmacia a pagar los trescientos cincuenta que debo de las vendas», te pide y tú concedes. pese a que luego caes en cuenta de que un soplo cardiaco no se cura con vendas ni con ampolletas y que, por si fuera poco, las medicinas se las dan en el seguro social.

y ahí vas, artemisa, hecha una fiera a reclamarle de frente a esa pinche vieja que te quiere ver la cara de pendeja pero este arroz ya se coció y este aguacate se lo embarro en la mera trompa.

–¡chelo! –pegas un grito nada más entrar a los tres cuartos que hacen tu casa. como nadie contesta vuelves a gritar mientras caminas hacia la cocina, luego giras al cuarto de ella y ahí la encuentras hecha bolita entre las cobijas como gatita callejera, enferma la pobre, asomando nomás los ojos todos enclenques por una rendija de la colcha.

algo susurra tu madre, artemisa. algo ininteligible y junto con ese carraspeo viene la culpa desbocada a hacerte pedazos la consciencia: aquí le traigo sus faltas y sus pecados, cabroncita; y sus agravios y sus desconfianzas y sus egoísmos, doña lesbiana, usted me dice dónde se los pongo.

–¿qué tienes, chelo? –te rompes mientras te acuclillas a su lado y acercas la oreja a su boca para escuchar lo que dice.

–hazme un tecito, mija, por favor.

–sí, chelo.

y corres a preparar el té con una cucharadita de miel y dos de arrepentimiento.

pero te asalta la duda una vez más, artemisa; y como que algo te hace pensar que mientras tú colmada de culpas preparas el té, en el rostro de tu madre se dibuja una sonrisa.

las malditas dudas, artemisa. pútridas, hediondas, que te vienen carcomiendo la consciencia desde hace décadas. pese a que de niña te enseñaron cosas buenas; o quizá por eso mismo. aún recuerdas cómo rezar tus *padres nuestros*, tus *aves marías*, tus *credos*, tus *angelitos de la guarda*. pero las dudas no se curan a rezos, eso lo tienes bien sabido. no hay *padre nuestro* ni *angelito de la guarda* que pueda con una culpa de las gordas.

así que solo hay de dos sopas:

o te tragas este guisado de remordimientos y sigues sometida sus dolencias y enfermedades;

o desenmascaras a tu madre y le desnudas sus chantajes, le encueras sus pretextos y por fin le pones fin a tu sometimiento.

«es un soplo», dijo la comadre lupe, «mejor que no abuse de la grasa y del azúcar y de las impresiones·fuertes». y tú sabes, artemisa, que la andrea sí que es una impresión·fuerte. la más fuerte de todas. chelo misma te lo ha dicho: «lo peor que nos podría pasar, mijita, es que alguien de la familia saliera lencha, puerca, una de esas que se besan con mujeres».

pero cuál familia si nomás son ustedes dos, pensaste tú; y hasta donde sabes ella no es lesbiana… pero tú sí, artemisa, y ahí es donde la puerca torció el rabo. y te duele, artemisa, te duele saberte puerca·torciendo·el·rabo, te duele la andrea y te duele tu madre que un día de estos se va a enterar de que eres bien lesbianota y te va a dejar sola.

caminas hacia el baño y piensas en todo esto todavía sobresaltada por la llamada. llegas al cuartucho donde te bañas y las cubetas ya están ahí:

una con agua fría,
una más con agua hirviendo
y una tercera vacía donde harás la tibia.

el golpe de agua en tu cabeza te echa encima la realidad.

–¡qué crees que soñé, chelo! –dices a gritos y continúas sin esperar respuesta–: que tenía un hijo y que bien pedo había chocado mi coche y que me llamaban para decirme que tenía que presentarme en el ministerio público de coyoacán.

del otro lado de la cortina que hace de puerta tu madre responde que vives en ecatepec, que no tienes hijos, ni coche y que además los sueños sueños son y san·se·acabó.

–no se te olvide pasar al banco –repite y hasta entonces piensas en el dinero.

siete mil pesos.

en billetes de quinientos que te entregaron ayer porque tenías el número tres de la tanda que organizaron tus compañeras en la fábrica y que ya no tuviste tiempo de pasar a depositar al banco. o sí, pero recibir siete mil pesos no es cosa del diario así que preferiste traerlos a casa desde la colonia escandón hasta ciudad azteca para que tu madre los viera, los tuviera entre sus manos, los tocara como quien toca una madeja de estambre o una mazorca o un palo de escoba; y así supiera que son reales, y que sí, que ese dinerito era suyo, que echándole ganas se podía ir juntando para ponerle puerta al baño o comprar un boiler y dejar de calentar agua con una resistencia eléctrica o, en una de esas, hasta comprarse un carrito y dejar de levantarse diario a las cuatro y media.

como ya se te está haciendo tarde te bañas en chinga, no como te gusta, despacito. te arreglas a las prisas y te empinas el nescafé y muerdes un bolillo de ayer ya con el rollito de dinero bien metido en los calzones. no quieres nada más, ni un plato de frijoles, ni un tamal, ni un bolillo con sopa recalentada. has decidido en secreto que hoy a la hora del almuerzo saldrás de la fábrica de cepillos donde trabajas, cruzarás el eje benjamín franklin y caminarás por la colonia condesa con la cabeza bien alta hasta encontrar un restaurante que valga la pena y te gastarás doscientos pesotes en un desayuno bien fresa con sus huevos divorciados y su plato de fruta y su jugo de naranja y su café exprés.

no te gusta el café exprés pero hoy comenzará a gustarte porque traes en el calzón siete mil pesos de la tanda que te dieron ayer y sólo meterás seis mil quinientos al banco porque los otros quinientos son para el desayuno y para un par de tanguitas breves, chiquititas que esperas que la andrea te quité el sábado en el hotel de la vía morelos a donde piensas invitarla. «a ver si de una vez dejamos de manosearnos en los callejones o en la última fila de los cines y de los peseros. a ver si de una vez nos armamos de valor y nos paseamos de la mano, la andrea y yo juntas, por toda la condesa, sintiéndonos bien modernas, bien cosmopolitas y bien glamurosas y bien del colectivo elegebeté».

–qué chingados es eso –te preguntó la andrea aquella vez que se lo planteaste.

–¿serás wey? –dijiste–, es un grupo de personas que se quieren sean lo que sean.

estaban en el puente que cruza el circuito interior a la altura del metro juanacatlán, tú retrancada en el barandal y ella retrancada en ti, de espaldas:

podías sentir la redondez de sus nalgas en tu pelvis,

podía sentir la redondez de tus pechos en su espalda.

–¿y ese grupo a mí qué me importa, artemisa? –te dijo la andrea–: si yo lo único que quiero es quererte a ti.

pero tú, en vez de decir algo, empujaste tu pelvis contra la redondez de sus nalgas pensando que ójalas y la fuerza les alcanzara para no solo pasearse de la mano por la condesa sino ya de plano por ciudad azteca, por ecatepec entero y que los perros ladren mientras nosotras nos detenemos en una esquina y nos besamos profundo antes de despedirnos, diciéndole al mundo sí, pendejos, somos lo que somos y así se nos atravesó la preferencia y qué.

tú y la andrea, artemisa, enamoradas hasta el fin del mundo… aunque también te guste la elideth, de tu trabajo; y un día te besuqueaste a la lola; pero con quien sí deveras ya te acostaste fue con la danya.

te paras en la puerta de la casa y discretamente tocas con los dedos el rollito de billetes que llevas en el calzón y sonríes, artemisa. y tu madre –madre al fin–, descubre tu sonrisa y te clava la mirada pensando casi lo que pensaste:

–no se te olvide pasar al banco –repite y sus palabras esconden otras muchas palabras como que ese dinero es para la puerta del baño; o que no te vayas a estar convirtiendo en lencha; o que hay que comprar el boiler; o que las lesbianas son la causa de la ira de jesús; o que hay que ahorrar para ir completando para un coche y que así ya no tengas que levantarte diario a las cuatro y media y subirte al pesero aún de noche y lidiar con los microbuseros y los ratas que ¡ah cómo abundan los hijueputas ratas en este país sumergido en un tinaco de cagada!

¡ah cómo hormiguean los malparidos en esta ciudad gelatinera!

¡ah cómo pululan los arrastrados en esta pinche colonia puerca!

–no se me olvida, chelo. a la hora del almuerzo voy –dices y sales con medio bolillo en la mano y enterrada en un alud de camisetas, mallas, pantalones, suéteres, sudaderas, gorros, guantes y chamarras porque en ecatepec todas las madrugas del año son invierno.

∞∞∞

mientras caminas a la parada, te rezumba otra vez la afección cardiaca de tu madre. su terca reticencia todas y cada una de las veces en que has intentado llevarla con un doctor de a deveras y no con una curandera.

–mi comadre lupe no es curandera –se defendió una ocasión de aquellas.

–¿a no? –atacaste tú–. ¿entonces dónde estudió?

–no estudió pero sí aprendió –dijo ella–. trae el talento de su bisabuela que le heredó a su abuela, y ella a su madre, y su madre de ella a ella.

–pero lo tuyo no se cura con talento, chelo –golpeaste tú. no estás enferma de la creatividad.

y así anduvieron de una discusión a otra, de una negación a otra. y hoy no, mijita, porque me duelen las piernas; y hoy tampoco, mija, porque es el final de mi telenovela; y hoy menos, artemisa, porque me cayó de peso la comida. y tú dale y dale, una y otra vez buscando argumentos y argucias para convencerla. y nos vamos en taxi, chelo, para que no camines; o saliendo de la consulta los tacos de suadero corren por mi cuenta; o de regreso pasamos a saludar a la comadre lupe. pero nada dio resultado. nada, hasta que hallaste el señuelo perfecto y le prometiste que después de la consulta pasarían al coppel de avenida central a ver una pantalla plana.

–está bien, mija –dijo ella con un brillo fugaz en la mirada–, pero que sea de las grandotas porque ya no veo bien.

ese día la llevaste a la clínica·22 del seguro social; pediste permiso en tu trabajo y a las cinco y cuarto en vez de abordar el pesero que te lleva a indios verdes tomaron la ruta cuarenta y uno hacia aragón. tu madre iba resignada y altiva, no sabemos si por miedo a ser descubierta o por el placer de embarrarte en la jeta su enfermedad, verdadera, cierta, real como los besos de andrea o los siete mil pesos que semanas después llevabas en los calzones.

en la clínica·22 del seguro social el ambiente olía a tianguis pese a que era un hospital.

–a poco no los hospitales huelen a tianguis –comentaste con la andrea días después. los hospitales huelen a garnacha, a quesadilla de flor de calabaza con queso y tlalitos.

te gustan los olores, artemisa. eres buena para detectar quien lleva un carolina herrera original o pirata; quien cocina sabroso y quien nomás no; quién se bañó esta mañana y quien no desde antier. te invade entonces y por un momento el aroma de la andrea. el aroma de su sexo. latente, rosado. te gusta olerlo, artemisa, bajar tus besos hasta su sexo y olerlo profundo para que su aroma inunde tus bronquios, tus pulmones, todo tu sistema respiratorio.

aquel día hicieron cola de las seis y diez a las nueve cuarenta y siete. lo sabes porque el reloj digital que colgaba de la pared de la sala de espera te estuvo echando en cara el tiempo con todos sus pinches minutos.

la atendió el doctor rigoberto zetina, bajito él y de lentes, con un acento indescifrable y a veces inentendible. la pesaron, le tomaron la presión y la temperatura. después de la retahíla de quejumbres que le soltó tu madre al doctor zetina, éste le pidió que pasara al otro lado de la cortina y se desnudara para hacer otras auscultaciones.

–paso yo sola, mija. aquí espérame –dijo determinante.

–te acompaño, chelo –intestaste tú–, para detenerte la ropa.

–ni de chiste –sentenció tu madre–: dios nos libre de que una mujer me vea encuerada.

y tú entendiste el mensaje envenenado, artemisa. supiste que se refería a ti, a tu lesbiandad, a los besos y rozones que te andas dando con la andrea. no te quedó de otra más que quedarte mirando como corría la cortina percudida y vieja que separaba el consultorio de la camilla.

tu madre estaba ya masticando un *ave maría* cuando por debajo de la cortina viste cómo se descalzaba y ponía los zapatos debajo de la camilla. luego, después de unos segundos dubitativos y tensos viste caer sus prendas: el chal, el suetercito gris, la falda azul marino de terlenka, la blusa floreada. luego nada. solo su respiración contrariada. hasta que por fin viste caer también el brasier y las pantaletas.

te llenaste de ternura, artemisa. al imaginar a tu madre desnuda, vulnerable, delante de un hombre distinto a tu padre y con sus sesenta y tantos..., te llenaste de ternura. luego viste como sus piecitos se despegaban del suelo al momento de acostarse en la camilla. desde detrás de la cortina oíste su voz que, como si supiera que la estabas viendo –madre al fin–, te dijo:

–mejor espérame allá afuera, mijita, por favor.

así que saliste a la sala de espera a contemplar otra vez los pinches minutos lentos del reloj electrónico que colgaba de la pared.

tardó en salir.

mucho.

cuarenta y dos minutos enteros. y cuando la viste abrir la puerta del consultorio te pareció ultrajada y diez años mayor.

–ya –dijo y se encaminó hacia la salida.

en la segunda visita el doctor concluyó que chelo estaba sana, quizá un poco pasada de peso pero nada grave.

–¿y mi corazón, doctor? –increpó ella–, siento a veces que se me sale y no aguanto las palpitaciones.

ante la insistencia de tu madre, el doctor zetina le ordenó una serie de estudios. así que las siguientes semanas ahí anduvieron de una clínica a otra porque en ésta no servían los rayos equis, y en aquella no había doctores para hacer un electrocardiograma, y la otra no había luz. hasta que semanas después recibiste la llamada de una enfermera diciéndote que los estudios ya estaban listos y que fueras a recogerlos.

–¿cómo está mi mamá? –preguntaste.

pero la enfermera te dijo que ella no estaba autorizada para dar ese tipo de información.

cuando recibiste los resultados del análisis no aguantaste la curiosidad y abriste el sobre para enterarte de la salud de tu madre, artemisa. el problema es que tú nada sabes de medicina ni de electrocardiogramas ni de términos médicos; así que no alcanzaste a entender más que el nombre de la paciente:

concepción de jesús ortega martínez

¡carajo! no pudiste salir de dudas por tus propios medios.

la noche antes de volver con el doctor zetina, ya con el resultado de los estudios, también soñaste raro.

o mejor dicho: atroz.

soñaste que por equivocación abrías el cajón del buró de tu madre, donde guarda sus fotografías y encontrabas una donde aparecía ella, muy joven, desnuda, metida en la cama con otra mujer. el sobresalto fue tal que te despertaste inmediatamente y no fuiste capaz de evitar un sollozo. y al incorporarte en tu cama no sabes ni de dónde ni cómo pero chelo –madre al fin– ya estaba en el umbral de tu puerta con un vaso de agua como remedio.

–solo fue una pesadilla, mijita –te dijo mientras te cobijaba y tú fingías dormir porque el sueño te había abandonado y no volvió hasta horas después cuando ya era inútil porque había que levantarse para ir a la clínica.

a la mañana siguiente acompañaste a tu madre una vez más con zetina. una vez más, igual que antes, tu madre exigió entrar sola. esta vez la espera no fue tan larga pero la salida más desesperada porque tu madre salió del consultorio con la cara de quien ha recibido la peor noticia de su vida.

puras cosas malas pensaste, artemisa. eso de tener una mente que se manda sola no conviene. puras cosas malas, negras, podridas como uña. te dolió la enfermedad de tu madre, pero más te dolió tu incredulidad, tu desconfianza.

chelo no dijo nada al salir de la clínica·22 del seguro social, ni en el pesero que las acercó a la colonia, ni en las dos cuadras que caminaron juntas, ni cuando llegó a casa y se metió a la cama con sus ojitos de gatita callejera, toda enclenque la pobre, y fingió que se quedaba dormida.

∞∞∞

la verdad, es que tú estás harta, artemisa.

no puedes más con la incertidumbre de saber si la afección cardiaca de chelo es cierta o falsa; no aguantas más sentirte culpable un día sí y otro no; no soportas más el secreto de saberte lesbiana y no poder decirlo por miedo a que tu madre caiga desplomada como quien suelta un listón y te deje a ti hecha una maraña de remordimientos.

por eso has decidido ya que un día de estos te vas a plantar delante de tu madre y le dirás sin tapujos, sin pelos en la lengua, pase lo que pase:

–chelo, tengo novia.

«este lunes», pensaste…, «o no, mejor después…, la próxima semana. o no, mejor después de recibir los siete mil pesos de la tanda».

por eso ayer no pasaste al banco a depositar el dinero, artemisa, porque querías que tu madre los viera, los tuviera en sus manos. pensaste, piensas aún que no es lo mismo dar una noticia de ese tamaño en seco que lubricada con siete mil pesos. hasta le dijiste a tu madre que si quería se podía quedar con mil para sus cosas. «te compras algo en el coppel, chelo», dijiste. pero tu madre –madre al fin– algo intuyo de tus intenciones y se mantuvo estoica, como una vaca debajo de un aguacero:

–no es necesario, mijita. mejor los usamos para lo que son.

de cualquier manera, tú has decidido que la próxima semana le dirás la neta encuerada y que sea lo que dios quiera.

a ver si deveras dios es dios y le salva la vida.

al fin y al cabo, ella mejor que nadie sabe que lo de su afección cardiaca es una vil mentira. tenerte sometida a su voluntad es lo que quiere, artemisa. escondida bajo su falda no vaya a ser que más vieja la vayas a aventar a un asilo o a una casa de reposo y ahí la dejes sola, abandonada, y sólo vayas a verla los viernes un ratito a media tarde; y que tu visita consista en sentarte a su lado en silencio, mudas las dos frente a una pantalla de las grandotas que le compraste en el coppel desde donde saldrán los gritos y los lagrimones de los protagonistas de las telenovelas del canal cinco o del canal dos.

∞∞∞

¡ay artemisa!, si no hubiera sido por el asalto esa batalla ya la tendrías librada.

quizá ganada o quizá perdida pero librada al fin. más qué le vamos a hacer: la vida es la vida y las cosas pasan en el orden que pasan y a ti te tocó primero ser lesbiana, luego juntar siete mil pesos, luego pensar en tu boiler, luego soñar puras pendejadas sobre tu hijo, luego ver a tu madre con un soplo en el corazón, y luego ya, el asalto; justo antes del momento en que de una vez por todas ibas a decir todo lo que tienes que decir.

qué le vamos a hacer, artemisa.

qué le vamos a hacer.

ahora, apresurada caminas por la banqueta que no es banqueta de tanto pinche hoyo, de tanta pinche cuarteadura, de tanto poste que al municipio le da por poner mero en medio de las aceras quién sabe por qué extraña e incomprensible razón. hasta parece que a los burócratas les dan más vales·de·despensa si se esmeran en romperle la madre a las aceras y al flujo peatonal. ahí le van quinientos varos al pendejo que autorice un poste en mitad de tal camellón; o a la osada que dé el visto bueno para la instalación de un puesto de tacos mero sobre la rampa de minusvalía; o al valiente que entregue el permiso al oxxo para hacer su estacionamiento en plena banqueta.

esquivas a paso acelerado una cabina de teléfono y un puesto de tacos y un cubo metálico con el logotipo de telmex y un charco del puesto de jugos y el puesto de jugos y la mesita de la doña que vende sangüiches de queso de puerco y gelatinas. vas acompañada por joan sebastian que canta *eres secreto de amor* desde tus audífonos de diadema; y tú, de este lado de los auriculares, contestas en voz bajita pero audible:

«se-cre-to».

y entonces te viene el recuerdo de aquel sueño viejo donde encontraste una foto de tu madre en la cama con otra mujer y sonríes. pasa por tu cabeza como un ave de malagüero el pensamiento de que tal vez tu madre en su juventud tuvo algún encuentro con otra mujer y que no se lo ha perdonado nunca. «por eso le cagan las lenchas», piensas y se te dibuja una sonrisa en los labios de lo absurdo de tus pensamientos.

luego te viene el recuerdo del sueño de anoche, de la llamada telefónica donde pedían que te presentaras ante el ministerio público y del hijo que no tienes. sonríes de nueva cuenta porque para empezar necesitarías un wey para tener un hijo y va a estar cabrón porque los hombres te dan asquito, ñáñaras. las barbas te pican, se te figuran patas peludas; y las vergas te saben a cloro.

ya las probaste, artemisa ortega, no hablas al puro peso del culo.

ya las probaste y te dan asquito, ñáñaras, te saben a cloro.

ya las probaste hace años con un par de weyes, uno del barrio y otro de la fábrica y guácala de pollo, que pinche asco oírlos aguantándose los gemidos porque son bien machos; y la tratan a una como si fuera una cazuela o un plato de pozole; y se atascan de un chingadazo hasta que se vienen y se sueltan al lado tuyo y luego-luego encienden la pinche tele para ver al chicharito festejando un gol.

–estarías más contento si estuvieras cogiendo con él, ¿eháh? –le dijiste al fernando la última vez que estuviste con un wey.

pero el pendejo ni te escuchó porque detrás de sus músculos, detrás de sus pinches tatuajes tribales, detrás de su abdomen de cuadritos estaba agazapado y hediondo un cerebrito minúsculo, empobrecido por tanta caguama y tantas abdominales, y bien atento al fut.

ni cuenta se dio tampoco cuando te levantaste de la cama y

te metiste al baño, abriste la regadera y ahí debajo del agua caliente comenzaste a pensar en la andrea. y entonces sí, artemisa, se te erizaron los poros al sentir el agua corriendo por tu piel como si fueran los besos de la andrea. «agua», dijiste bajito cuando tu mano buscó tu ombligo, luego tu pelvis, luego tu sexo.

«¡goooooool!»

hasta brincaste del pinche susto y rápido dejaste de hacer lo que hacías y cerraste la llave y buscaste la toalla para envolverte en chinga.

«¡noooo mameeeees! ¡golazoooo, chingao!»

te lleva la verga, artemisa. te lleva la verga con este pendejo que está pegando de brincos en la cama nomás con los calzones puestos.

–seguro anotó el chicharito –comentas con todo el sarcasmo posible pero sabiendo de antemano que este pendejo ni cuenta se dará. y efectivamente, el fernando salta y grita y algo contesta y se sienta al filo de la cama atentísimo a la televisión porque están pasando ya la repetición del gol.

desde el umbral de la puerta del baño con el pelo escurriendo y envuelta en una toalla lo ves:

«pobre pendejo», le dices y el fernando ni se entera.

ni siquiera te secas, artemisa: buscas tu ropa, te vistes en chinga y sales de la habitación de hotel. mientras cierras la puerta algo alcanzas a escuchar que balbucea el fernando, pero no sabes si es referente a ti o a ustedes o al partido de fut o al chicharito.

coger con la lola fue otra cosa…, y con la danya…; pero ahora quien te interesa es la andrea. ella es distinta. gordita, no le hace, jugosa y despacita, tibia como a ti te gusta, como el agua que preparas todas las mañanas a las cuatro y media y dejas caer de un jicarazo sobre tu cabeza y vas sintiendo como baja, como te recorre el cuerpo, lo besa como lo besa igual la andrea. si no de balde se te salió decirle «agua» la última vez que estuvieron juntas en aquel rinconcito oscuro al fondo del callejón de la comadre lupe, cuando ella se te vino encima pero despacito, de a poco; y luego sus labios buscaron tus labios, tu cuello; luego sus manos buscaron tus pechos, tus muslos, tu vientre, tus labios.

–agua –le dijiste pero no te entendió porque fue más gemido que palabra lo que dijiste.

con esa boquita como haciéndole así, la andrea; y esos sus pechos pequeños pero gustosos y esas sus caderas donde ella te ha enseñado a cabalgar para hacer más preciso el roce.

«ponte así», te pide con harta dulzura, y tú te pones.

«muévete así», te dice cachonda, y tú te mueves.

«hazle así», te ordena bien puerca, y tú le haces.

obediente que tú eres, artemisa. obediente que te ha vuelto la andrea.

∞∞∞

ahora, mientras caminas, sientes la punzada en el sexo, te estremeces y mojas los calzones apenas abajo del rollito de billetes que te dieron ayer. «siete mil pesos», repites justo cuando estás abordando el pesero donde un reguetón insoportable pone su ruido encima del pasaje, encima de los escasos asientos vacíos, encima del chofer y su cha-

charpo, encima de las tecates que se vienen empinando tanto la cacharpo como el conductor, encima del mundo entero y tienes que subir un poco el volumen a tus auriculares para que joan sebastian siga con su *secreto de amor.*

el microbús es un poema: tuneado por dentro, alfombrado en el techo y con peluche en el tablero de instrumentos; hartas pegatinas de futbol y muchachas encueradas en los vidrios laterales y sus foquitos azules mareando al pasaje. el parabrisas está polarizado hasta dejar nomas una rendija por donde el chofer mete la mirada para ver las calles. y arriba del retrovisor, en los anaqueles donde está instalado el estéreo luminoso y parpadeante, por fuera del parabrisas, un letrero enorme y brilloso en letras garigoleadas en papel reflejante donde se lee: *dios conmigo.*

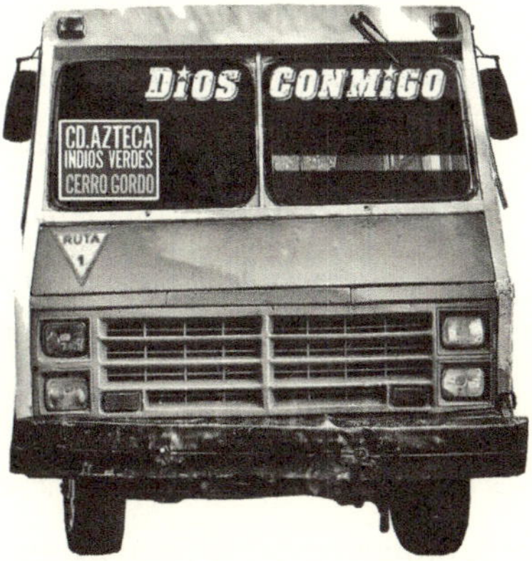

sacas del bolsillo del pantalón los siete pesos con cincuenta centavos que ya habías preparado desde antes para no tener que lidiar con el microbusero y su cacharpo que esta vez es cacharpa pero él le dice cacharpo como si ese fuera su mero nombre. andan bien pedos los dos jugando a los chingadazos y a las cachetadas. recias de a deveras las cachetadas, culeras. se pegan de madrazos uno a la otra y la otra al uno mientras éste medio maneja el microbús y aquella medio cobra el pasaje. él de camiseta sin mangas, pantalón de mezclilla y botines; y ella embutida en un vestidito de tirantes, rojo, stretch y a mitad de los muslos.

te caga, artemisa, te enfada hasta la úlcera que anden trabajando pedos y que se distraigan al manejar y que le suban tanto el pinche volumen a su música, pero no dices nada porque desde chiquita has aprendido que ante pendejos como éste es mejor callarse la boca porque aquí las mujeres no valen nada;

aquí a las quejumbrosas se les baja del micro;

aquí a las reclamonas se les muele a palos;

aquí a las valientes se les pega un tiro.

pese a que este malparido haya nacido de una mujer y sea otra mujer, su cacharpo, quien le da de mazapanazos en el cogote y le mienta su madre y le tapa los ojos juagando al *no-mames-no-mames-no-mames* porque viene con él y está igual de peda y destapa otra tecate y le da un sorbo largo y se la pasa al chofer quien la recibe con la derecha y le pega un trago mientras con la izquierda sigue conduciendo el pesero que ya se encamina hacia cerro gordo.

lo bueno es que esta vez hay un par de asientos vacíos, artemisa; y como fuiste la primera en subir en tu esquina pudiste sentarte. no junto a la ventanilla como a ti te gusta para ver como la noche se va levantando la falda dejando entrar al sol sobre la ciudad.

te gusta ver eso, artemisa: como primero de a poco se van clareando las calles, hasta que de repente, como sin darte cuenta, llega el día a vender sus prestaciones y aquí le traigo su claridad, mi reina. usted dígame dónde se la pongo. te gusta ver eso y a veces intentas detectar su olor, su aroma. el aroma de la aurora, es decir, el aroma del amanecer. a veces cuando vienes en el pesero cierras los ojos justo cuando la claridad se presiente y los mantienes cerrados concentrando toda tu atención en los olores que desprende la ciudad. pero no lo has conseguido nunca, artemisa, porque generalmente el pesero huele a perfume pirata y a torta·de·tamal.

además ahora para la claridad le cuelga, le falta un rato. apenas son las cinco y diecinueve y la oscuridad aún está bien espesa sobre la ciudad y sobre el pesero que zigzaguea bien cabrón sobre los hoyos de la r-1. así que le subes un poquito más el volumen a joan sebastian y sigues con tu *secreto de amor* porque es la rola de la andrea y tuya y la traes en repet.

preferirías no llegar a la fábrica. claro que lo preferirías. no tener que estar ensamblando palos de escoba, juntando el palo con el cepillo, uno, luego otro, luego otro, luego otro, luego otro, luego otro, luego otro, desde las siete de la mañana hasta las seis de la tarde. y eso si no hay que hacer inventario, o junta de trabajo, o reunión con los jefes. así que ahí, sentada en el pesero te pones a pensar en cosas. aunque eso es mucho decir porque en realidad en lo que piensas es en tus culpas, en tus remordimientos que no puedes con ellos. y luego se te atraviesa también el recuerdo de la andrea y luego se te atraviesa la mirada de la lola o de la elideth o de la danya. ella si te convenció hace unas semanas y se metieron a escondidas en la bodega de atrás de la fábrica.

«pérate, danya», le dijiste, «¿y si nos cachan?» pero la danya no estaba para dudas.

«cómo nos van a cachar si esto es un pinche laberinto», dijo con razón. «además si nos cachan pues los invitamos al ruedo», y se cagaron de la risa. y ahí en la bodega te acabó a besos la danya. ella sí que sabe hacer lo que se debe de hacer. calcula los besos, aguanta las caricias, toca donde debe de tocar, frota, se detiene y vuelve a frotar en el momento justo. descubre para luego cubrir nomás dejando que se asome lo necesario. y ahí vienen tus orgasmos en hilerita, como elefantitos de circo uno detrás de otro sacudiéndote, haciéndote sentir viva y diferente.

el pedo es la culpa, una vez más, artemisa. la culpa ahora de que la andrea se entere. aunque están en el acuerdo de que cada una se acuesta con quien se le dé la gana a ti te aprieta la culpa. fuiste tú quien lo propuso y te medio aprovechaste de que no te entendió bien a bien.

–poliamorosas –le dijiste y ella se cagó de risa porque no entiende esos términos.

–¿de dónde sacas esas mamadas, artemisa?

–pues no sé... pero en la condesa hay un chingo de ellas y se ven bien felices.

y la andrea sin entender ni madres nomás te besó y dijo que pluriamorosas o polisexosas o polisexuales ella nomás quería quererte a ti y ya te estaba jalando los calzones ahí, a medio puente, y ya estaba apretándote contra su cuerpo.

ahora desde tu asiento del pasillo del micro miras por la ventana esperando la claridad sin pensar en nada, nomás escuchando. aunque eso es un puro decir porque tu mente sigue girando alrededor de la andrea y del olor a canela de su sexo y del rollito de billetes que traes en los calzones.

«siete mil varos», piensas mientras recuerdas el boiler de tres mil pesos que viste en el coppel y fantaseas con meterte al baño con la andrea y bañarse juntas con agua caliente. «¿y si mejor me quedo con mil y nos metemos a un hotel tres o cuatro veces?» y sonríes, pero la sonrisa se te borra

cuando notas que el pesero se detiene
y ves cómo se suben dos culeros,
un chavo de veintitantos y un ruco de más de sesenta,
y desenfundan sendas pistolas,
y amenazan al chofer que bien pedo orilla la nave,
y la cacharpo se queda pasmada y mejor se hace un lado,
y le apuntan a todos con sus pistolas mentando madres,
y tú agachas la cabeza sin oír nada más que la rola de joan sebastian que traes en repet porque es la rola de la andrea y tuya.

∞∞∞

te lleva la verga, artemisa.

aprietas las piernas y piensas en los siete mil varos que traes hechos rollito metido en los calzones y en el boiler nuevo y en la puerta del baño y el hotel donde te ibas a meter con la andrea y se te entrevera el sueño y tu hijo que chocó el coche y el citatorio del ministerio público. no quieres ni levantar la mirada hasta que de un zape uno de esos pendejos te arranca los audífonos de diadema que caen en el pasillo y desde ahí la rola sigue con su

delante de la gente no me mires/

no suspires/

no me llames/

aunque me ames/

porque el pendejo de joan sebastian no se ha dado cuenta de que ¡esto es un asalto hijos de su puta madre y más les vale que no se pongan al brinco porque se los lleva la verga! aquí mi compa el mazacuate anda bien crudo y cuando anda erizo se pone de los nervios y es refácil que se le salga un tiro y te lleve la verga a ti, dice el más joven de ellos y le apunta en la cabeza a la primera persona que se encuentra.

–así que, en orden culeros, se me van parando para que el mazacuate les pase báscula de uno por uno.

y el más ruco se encamina al final del pesero donde comienza su colecta mientras tú estás haciendo un esfuerzo sobrenatural para aguantar las lágrimas y ójalas no se note el rollito de billetes que traes en los calzones, artemisa. siete mil pesos de la tanda que iban a servir para comprar un boiler y para ponerle puerta al baño y para meterte a un hotel de la vía morelos con la andrea y para chingarte un café exprés en la condesa y, en una de esas, hasta meterte en tu sueño y sacar a tu hijo del pedote en el que está metido por andar manejando briago.

–¡vayan aflojando todo lo que traen o les meto un plomazo, culeros!

los escuchas gritar desesperados y oliendo a puro tíner, manteniendo la cabeza gacha porque sabes que no debes mirar a los ojos a los asesinos porque eso son.

por un momento tu mirada tropieza con los audífonos de

diadema que siguen conectados al teléfono y desde donde el pendejo de joan sebastian insiste en

delante de la gente soy tu amigo/
yo te digo/
que castigo/
que-dolor que-dolor/

y la rabia se te mete al cuerpo bien cabrón, artemisa. como pocas veces.

la rabia que se te ha venido acumulando con los años, con los golpes de tu padrastro, con los borradorazos de tus maestros, con las burlas de tus amigos cuando te cacharon tomándole la manita a la hipatia en la secundaria.

la rabia se te está saliendo ya por los poros, artemisa, sientes el odio echando baba por tu boca; pero son dos y son hombres y andan hasta el culo de puro tíner.

la rabia ya te brota, artemisa, ya te está diciendo que mejor muerta antes que perder tu boiler y la puerta de tu baño y tu dignidad; pero traen armas y el más ruco de ellos ya está basculeando a los pasajeros que temerosos se ponen de pie y dejan que estos pinches perros les tumben la cartera de plasti-piel, los anillos de latón, los relojes de tianguis, alguna cadena de chapa de oro y algunos billetes de a cien.

una a una se van poniendo de pie las gentes mientras tú tocas el rollito de billetes y «andrea», dices quedito como un conjuro. aunque bien sabes que ni pedo, se acabó el veinte, hasta aquí llegaste, pajarito, se acabó lo que se vendía y muy buenas, señorita lesbianota, acaba de llegar la realidad con todos sus calambres:

¿dónde le pongo esta injusticia?

agachando la cabeza te pones de pie porque ha llegado tu turno, artemisa: trabajadora en una fábrica de cepillos en la escandón.

artemisa: hija única, lesbiana y sin padre.

artemisa: veintitrés años y con la prepa terminada.

así decía tu solicitud de empleo mientras sientes como el ruco comienza a pasearte las manos por las nalgas, como si en las nalgas tuvieras algo que esconder. luego por las tetas y ¡ay que pinche asco las palmas sudorosas de este puerco! pero aprietas los dientes y no lloras; luego baja las manos el perro y cuando está en tu ombligo tú piensas una vez más en el rollito de billetes y chingue a su madre el mundo, no puedo más; y quieres levantar la cabeza,

vas a levantar la cabeza,

levantas la cabeza.

y lo que encuentras es al chavo de veintitantos que se quedó cuidando la puerta del pesero,

espantado y jalando aire porque se está ahogando.

está sudando el vato.

boqueando como mojarra fuera del agua.

y justo cuando le clavas la mirada y piensas «ójalas y te mueras», tiembla el pendejo y pela los ojos y como que algo quiere decir mero cuando echa un borbotón de sangre por la boca.

luego se desploma,

como costal de elotes;

y cae inconsciente a mitad del pasillo del microbús justo

sobre tus audífonos de diadema;

y por fin el joan sebastian se calla la boca.

dos:

el beltrán

el frente·de·olla apunta su arma a los pasajeros. avienta pequeños grumos de saliva en cada mentada de madre. respira con dificultad y aprieta los labios al sentir como la lengua no le obedece al momento de decir palabra. sacude la cabeza porque siente que la realidad se le desploma. sujeta el arma con desesperación y amenaza a uno y a otra.

decide disparar.

va a disparar.

si no fuera porque el dedo índice no le responde ya hubiera apretado el gatillo ¡y que se lleve la verga a quien se tenga que llevar la verga!

alza los ojos en busca del mazacuate, y gime, o muge, o gruñe, o grazna, o dice algo ininteligible porque la boca ya se le está yendo de lado. alcanza a ver cómo una chava, de pie, unos metros delante de él, le clava la mirada y cómo, también, otro hombre se le levanta desafiante a su derecha. el frente·de·olla no sabe que este hombre es el beltrán, y que por alguna extraña razón ha decido confrontarlo.

el frente·de·olla siente una rabia inmensa porque a él ningún flaco pendejo se le pone al brinco, pero hoy le cayó el chahuistle y aquí le traigo su insuficiencia respiratoria, carnal, y sus boqueadas de mojarra fuera el agua, y su baba espumeando por el hocico, y su mirada desorbitada, y esta realidad que de un chingadazo se funde a negro. el frente·de·olla pela los ojos, como que algo quiere decir justo cuando echa un borbotón de sangre por la boca.

luego se desploma,

como costal de elotes;

y cae inconsciente a mitad del pasillo del microbús justo sobre unos audífonos de diadema ahí tirados; y el joan sebastian se calla la boca.

∞∞∞

«despiértate, beltrán», te dices en la frontera del sueño y la vigilia cuando escuchas la alarma de tu teléfono a las cuatro y media de la mañana. sacas la mano de debajo de las cobijas y con un movimiento mecánico la llevas directo al buró. tanteas sobre la mesa una linterna de mano con las pilas a medias, un talco mexsana que usas para combatir el olor a patas que te ha atacado desde chiquito, una lamparita de buró, el control remoto de tu pequeña televisión.

no despiertas, beltrán. tienes una vez más ese sueño raro.

recurrente.

en el sueño te balanceas en un columpio atado a la rama de un árbol en mitad de un potrero en tu pueblo de hidalgo.

tu padre te columpia.

eres feliz en el sueño, leonardo beltrán.

sonríes y tu sonrisa se escapa de allá hacia acá.

puedes sentir el viento meciendo tu pelo y las manos de tu padre en tu espalda cada vez que te impulsa. no hay sonido en el sueño, solo la brisa del campo que se mete por tu nariz y te llena los pulmones de fresco. levantas los pies para impulsar el columpio y cada vez que estás en la parte más alta del péndulo miras al cielo: raso, limpio, tachado solo por un jirón de nubes que hacen pensar en el trazo de un pincel gigante.

en determinado momento giras el torso en el columpio buscando con la mirada a tu padre mientras le haces una pregunta…; todo sucede envuelto en la neblina típica de tu pueblo que se parece tanto a la niebla de los sueños. tu padre escucha atento tu pregunta, luego calla, por un momento deja de impulsarte y, como única respuesta, se echa a llorar.

súbitamente el llanto de tu padre te saca del sueño. agitado te incorporas en la cama.

estás llorando, leonardo beltrán.

por el llanto de tu padre tú también estás llorando.

por la pregunta que le hiciste a tu padre y lo hizo llorar estás llorando.

«tan grandote y tan chillón», dices entre dientes e intentas recordar la pregunta que le hiciste a tu padre. lo intentas de verdad, con vehemencia, con ahínco. como que intuyes que la pregunta que le hiciste a tu padre tiene que ver con tu madre; o con los años que se pasó trabajando como obrero en la fábrica seda real en dónde se desgastó los oídos por no usar el equipo de protección; o con los tiempos en que allá en tu pueblo de hidalgo te llevaba a caminar a la montaña armados con un par de resorteras y un machete con el que desbrozaba el monte; o con la tremenda hinchazón de su vientre a causa de su alcoholismo en sus últimos años. pero solo son pensamientos fugaces, beltrán, teorías que te da por pensar frente al absoluto vacío que queda en tu cabeza después del llanto de tu padre.

siempre igual, leonardo beltrán: una o dos veces al mes viene el sueño, la neblina de hidalgo, el viento, el columpio y las manos de tu padre al empujar tu espalda.

luego el cielo raso;

luego tu pregunta;

luego las lágrimas de tu padre que no sabes si lavan o ensucian tu realidad.

sentado en tu cama y aún con alguna lágrima en los ojos buscas el control remoto sobre el buró y enciendes la televisión sin sonido, solo para alumbrarte. ni siquiera te percatas de que en la tele dan el anuncio del tráfico y del clima para esta ciudad donde vives junto a otros veintitrés millones como tú; y que tu trayecto, de ciudad azteca al metro indios verdes, estará como cada mañana reventando de coches, peseros, claxonazos y mentadas de madre.

en calzoncillos te levantas sin hacer ruido procurando no despertar a las otras siete personas que duermen bajo ese techo: tu mujer, tus cuatro hijos, tu nuera y tu nieto. la marichuy, tu esposa, ya se ha levantado media hora antes y ya está trajinando en la cocina, preparando el lonche que te llevarás al trabajo y haciendo un par de huevos fritos con frijoles para que te vayas desayunado.

huevos con frijoles y un chile verde mordido, beltrán, a veces has pensado que en eso consiste la felicidad.

ni dinero ni playa ni coches ni viajes, sino solo un par de huevos con frijoles y un chile verde mordido. nomás.

cierras los ojos mientras desayunas sin decir palabra tú y sin decir palabra ella, la marichuy. luego te lavas la cara y te enfundas el uniforme de *guardia de seguridad* de *eagle security* la empresa donde trabajas. llevas ya dos años chingándole ahí y ahí pretendes seguir porque, pese a que no hay prestaciones, pese a que no hay jubilación, pese a que no hay vacaciones ni antigüedad es una empresa seria que te paga mes a mes tu dinerito y te acompleta con un bonchecito de vales·de·despensa. eso más tu uniforme de *guardia de seguridad* de *eagle security*. aunque a decir verdad el sueldo es miserable y los vales·de·despensa solo se pueden cambiar en la tienda del issste. lo bueno es que cerca, en san cristobal ecatepec, hay una y si vas en la mañana no asaltan tanto.

«beltrán», te dice tu superior, «es una bendición tener trabajo en estos tiempos. mira cómo está la situación, el país. tener trabajo en esta ciudad es un milagro». y tú le crees, beltrán, porque sabes que es cierto. en estos tiempos y en este país gelatinero tener un trabajo que te pague mes a mes no es cosa de todos los días, si lo sabrás tú. te viene a la mente entonces los días sin chamba, las mañanas lentas y espesas que pasaste en casa de tu carnal el bob, el mecánico, nomás haciéndote wey, dejando pasar las horas con el periódico en la mano busque y busque chamba.

–de lo que sea –le decías al bob.

y él te mandaba a un lado y a otro, ora de corbata, ora de saco, ora de camisa, ora de overol para ver si en una de esas algún cliente suyo se compadecía de ti y algo te ofrecía aunque fuera poco.

buena onda el pinche bob, ahí te estuvo matando el hambre meses enteros. se mochaba con los tacos de canasta y las tortas de milanesa de afuera del metro constitución de 1917 y hasta te hizo chalán. y ahí anduviste, cambiando chicotes de acelerador y balatas y rótulas. nada sabías de mecánica, beltrán,

pero en tiempos de hambre todos somos mecánicos.

hasta que al bob ya no le alcanzó el varo para salpicar a la banda y mejor aquí le dejamos, carnal, ya ves que apenas y hay chamba y ya estoy desacompletando el gasto de la casa.

–no me chingues, bob –argumentaste tú todo frikeadote.

–no hay de otra, carnal –sentenció él todo apenado.

y a fondear otra vez, beltrán; a pasearte por la narvarte, la del valle y la nápoles a ver si alguien quiere que le lave su carro o que le limpie su jardín,

porque en tiempos de hambre todos somos jardineros.

y sí lograste podar dos tres hiedras y algunos alcatraces, pero te faltó mano, beltrán, las plantas sienten y tú no sabes sentirlas. cuando le echaste a perder las orquídeas a una doña todo se fue al carajo. hasta demandarte quería la ruca, quesque porque eran chinas y costaban un varote.

–disculpe usté, doña –le dijiste a la doña–; pero si le pago lo que dice que valen me quedo sin tragar medio año.

–ese no es mi problema –dijo ella.

y tu agachaste la cabeza como diciendo pues no va a haber de otra más que me demande usted.

al final la doña se compadeció y nomás agarró tus trapitos y te los aventó a la puta calle. ya en el metro ibas partido en dos de las emociones, beltrán: por un lado, contentote porque no te había tocado cárcel, pero por el otro decepcionado por no saber ni siquiera podar una orquídea; y peor aún, no saber siquiera discutirle a la doña que a mí no me venga con amenazas, señora, su dinero no le da derecho a humillarme, su casota no la autoriza a enjaretarme culpas y ofenderme a gritos. pero qué vas a andar defendiéndote tú, beltrán, si con trabajos sirves para llevar dinero a tu casa.

así que cuando llegó la oportunidad de convertirte en *guardia de seguridad* de *eagle security* ni lo pensaste. no importa que el horario sea de veinticuatro por veinticuatro: entras el lunes a las siete de la mañana y sales el martes a las siete igual; vuelves el miércoles otra vez a las siete para salir el jueves y así, día sí, día no. salvo un día a la semana que te dan de descanso y te van rotando según las necesidades de la empresa. no importa que no haya aguinaldo ni vacaciones ni afore ni retiro; no importa nada más que tu cheque mes a mes y tus vales·de·despensa de la tienda del issste. no importa que te pases las horas, los días, metido en tu cabina de un metro de ancho por dos de largo, sentadote en tu silla remendada con cinta canela y cubierta con cobijas viejas y cojines todos hediondos donde por las noches miras en una televisión diminuta el resumen de deportes y luego intentas echar un coyotito sin perder de vista el aparto que trasmite anuncios de medicamentos que curan lo incurable o aparatos de ejercicio que convertirían el cuerpo de marrano que tienes en uno como el de cristiano ronaldo.

aunque hay noches, beltrán, que te da por ver los canales de televentas e infomerciales…, y no por los productos que ofrecen, sino por las muchachas que dirigen el programa y que siempre están bien buenas y traen unas falditas que apenas les tapa los calzones o unos chorcitos que les dejan de fuera media nalga y que mueven las caderas cada vez que te invitan a comprar una aspiradora que aspira solita la casa entera, o una cobija eléctrica que regula la temperatura según la calentura de tu cuerpo, o un sillón que da masajes, o una quitadora de pelitos de la nariz.

∞∞∞

esta mañana no piensas con claridad, leonardo beltrán. andas aturdido y medio crudo porque el día de ayer te tocó descanso y fue domingo.

al salir del trabajo a las siete pasaste al oxxo y la morena que te atiende siempre te vendió tres caguamas que cargaste en tu mochila de *guardia de seguridad* de *eagle security* desde polanco, donde trabajas, hasta ciudad azteca, donde vives.

te gusta la morena que atiende en el oxxo, beltrán.

te sonríe cada vez que pasas a comprar cualquier cosa con tal de verla. y el otro día hasta te regaló un café. «este no te lo voy a cobrar, poli», te dijo y nomás te cobró las galletas. y saliste casi corriendo, leonardo beltrán, porque nunca has sabido cómo hacer cuando una morena –sea del oxxo o sea de donde sea– te tira los perros. aunque a decir verdad no sabes qué hacer porque nunca en tu vida te los han tirado. lo de la marichuy fue una casualidad, una chiripa, una afortunada coincidencia que puso a los dos en el mismo baile de la misma fiesta y tarareando la misma cumbia:

es que no puedo olvidarla/
no quiero olvidarla/
no voy a olvidarla/
no pienso olvidarla/
no, no, no/

cantaba la marichuy, cantaba la cumbia y cantabas tú.

luego ella se acercó, puso el brazo en tu hombro y la mano en tu mano y comenzaron a darle a la bailada dos, luego tres, luego siete cumbias hasta que ya entrada la madrugada tuviste que acompañarla a su casa que es la misma casa donde ahora vives con siete bocas más que alimentar.

días después la morena del oxxo te recordó, beltrán:

–me debes un café, poli. yo ya te invité uno.

y tú no supiste dónde poner sus sugerencias, si en los bolsillos de tu pantalón o en alguna de las fundas vacías de tu cinturón de *guardia de seguridad* de *eagle security*. pero unos días después te armaste de valor y la invitaste a dar una vuelta al parque lincoln. todo tímido balbuceaste algo que ella no entendió pero le brillaron los ojitos y por si las dudas dijo que sí. fueron al parque a caminar y a comerse una torta de tamal porque en polanco no hay otra cosa para los pobres más que eso: el parque, la sombrita de los árboles y las tortas de tamal. nada de fondas, ni quesadillas, ni tlacoyos, ni puestos de tacos de suadero. sólo los restaurantes modernos con sus sillas modernas y sus sombrillas modernas y sus gentes modernas y sus comidas modernas de a quinientos varos para arriba. y ni con tanda tienes tú uno de a quinientos, beltrán, ni con tanda. lo bueno es que a la morena del oxxo no le importó que no tuvieras uno de a quinientos y se puso bien contenta con su torta de tamal y su atole de arroz. se pidió una de verde·oaxaqueño, las meras efectivas. tú, pediste lo mismo y no como para que se diera cuenta de que tenían los mismos gustos, sino porque las tortas de tamal de verde·oaxaqueño son tus preferidas, neta. quizá por eso la recuerdas más de lo que deberías recordarla. quizá por eso la piensas más de lo que deberías pensarla. porque en el fondo te gusta un chingo, dos chingos, tres chingos. te gusta que puedan estar bien contentos nomás con sentarse en un parque y chingarse cada quien su torta de tamal.

una torta de tamal de verde·oaxaqueño y un atole de arroz, beltrán.

a veces has pensado que en eso consiste la felicidad.

ni dinero ni playa ni coches ni viajes, sino solo una torta de tamal de verde·oaxaqueño y un atole a de arroz.

nomás.

sentados en el parque lincoln aquella vez la morena del oxxo te preguntó que quién era ese señor.

–¿qué señor? –dijiste tú.

–lincoln –explicó ella.

–no lo sé. pero de seguro era un gringo porque tienen nombre de gringo.

–apellido, suato –corrigió ella. creo que es apellido.

–no que va –aseveraste tú. si yo conozco a un wey de allá en mi pueblo que así se llama: lincoln.

–pero si ni nombre es.

–pues no será nombre aquí, pero allá sí.

–ah.

–ah.

luego le hincaron el diente a su tamal y se empinaron su atole bajo la sombra de los árboles del parque.

caminar por los parques te gusta, beltrán. sobre todo por el bosque de chapultepec porque es lo que más se parece a tu pueblo, o al cielo raso, limpio de tu sueño. pero nomás se parece, porque en tu pueblo después del bosque sigue el monte y después el río y después más monte y otros ríos; y aquí después del bosque está la avenida reforma y luego constituyentes y luego polanco con todo su sol y su asfalto y sus camionetotas que se echan encima del peatón porque esta ciudad es tierra de coches y no de gentes. así que hay que conformarse con el bosque de chapultepec, que no es poco decir, y su lago y sus patos. además está cerquita de tu chamba y del oxxo donde trabaja la morena. han venido un par de veces, de hecho. una de esas se tiraron panza arriba para ver el cielo gris de esta ciudad y fue ahí mero donde recordaste tu sueño.

lo malo fue que se lo confesaste a la morena del oxxo, beltrán.

y eso te tiene inquieto, nunca le habías confesado ese sueño a nadie, ni a tu mujer la marichuy, ni a nadie. y se lo viniste a confesar a la morena del oxxo:

–siempre sueño a veces con mi padre –le dijiste.

ella primero se enderezó para mirarte, luego se volvió a acostar poniendo su cuerpo bien cerquita del tuyo. sentiste su calor.

–¿y qué sueñas? –preguntó como dándote confianza y tú sentiste confianza y que le sueltas el sueño entero, con detalles y toda la cosa. que le cuentas del columpio y del cielo y de la presión de las manos de tu padre en tu espalda al momento de impulsarte. y ella en compensación, como sabiendo que no lo habías confesado a nadie en el mundo, se te echó encima sin prisa y te plantó un besó. tan hondo que hasta dejaste de ver el cielo del bosque de chapultepec tan parecido al cielo raso, limpio, de tu sueño.

un día de estos le cantas derecho, leonardo beltrán. un día de estos le das la sorpresota y en mitad de su torta de tamal de verde·oaxaqueño y su atole de arroz sentados en la misma banca del parque lincoln le cantas derecho o le devuelves el beso y a ver qué chingados pasa.

pero eso será después, porque aquel día nada más agarraste tus tres caguamas y te jalaste hacia tu casa. ni cuenta te diste del trayecto del metro polanco a tacuba; de tacuba a hidalgo; de hidalgo a indios verdes y de ahí la hora y media de pesero.

al llegar a tu casa metiste las caguamas al refrigerador porque en la tarde jugaban las chivas rayadas del guadalajara y tú eres chiva de corazón, mi beltrán, chiva hasta la muerte, chiva forever.

así que llegaste a tu casa, te diste un baño y le echaste una manita de gato a la zotehuela donde tienes al mártir: un pitbull cruzado con callejero, blanco, fiero y mal encarado que te regaló tu tío eleuterio hace tres años ya, allá en tu pueblo de hidalgo. a veces ya no sabes qué hacer con el pinche mártir, beltrán. ¡ah cómo come el cabrón animal! ¡ah cómo caga la bestia esa! has estado pensando, de hecho, en regalárselo al bob para que le cuide su taller.

–pero cuál taller si trabajo en la banqueta, mi chingón –te dijo el bob y se cagaron de la risa.

el caso es que este domingo después de la chamba viniste a casa, lavaste la zotehuela, luego almorzaste unos chilaquiles que te había dejado preparados la marichuy y te sentaste en el desvencijado silloncito de la sala a esperar a que dieran las tres para poder comer delante del televisor viendo los comentarios y luego el partido.

perdieron las chivas, beltrán, para acabarla de chingar. te lleva el carajo. te acabaste tus tres caguamas y saliste por otras dos pero ya nomás te alcanzó la fuerza para una y media. te las chupaste en silencio sentado en el desvencijado silloncito, solo, porque tu mujer la marichuy se había ido a casa de su madre y tus hijos ni sus luces. ya pedo te pusiste a pensar en la morena del oxxo, beltrán; luego en el cielo de esta ciudad; luego en el cielo de tus sueños y terminaste pensando en la pregunta que le hiciste a tu padre y lo hizo romper en llanto. «a la mejor es una pregunta sobre el amor, o los celos, o la soledad», piensas. pero solo son teorías, nada que se pueda tomar con las manos y sopesar,

como una caguama,

o un arma,

o una torta de tamal.

luego piensas otra vez en la morena del oxxo, en que ella es la única que sabe de tu sueño. en su sonrisa que siempre te sonríe. «mañana le canto derecho y chingue a su madre», decides antes de levantarte bien mareado y caminar hacia tu cuarto donde te tiras de bruces sin saber dónde andan tus hijos:

el primero de veintitrés años, leonardo como tú. bueno·para·nada que duerme en uno de los tres cuartos de la casa con su mujer y su hijo –nieto y nuera tuyos–, y de quienes no diremos el nombre porque lo importante no es cómo se llaman sino lo que comen, ya que su alimentación sale de tus vales·de·despensa de la tienda del issste.

–¿por qué tendrá tantas pinches eses la palabra issste? –pensaste en voz alta mirando tus vales·de·despensa una vez mientras hacían la compra en la tienda.

–y eso qué importa, don –dijo tu nuera como tildándote de pendejo. lo que importa es que sirven para pagar.

y casi te arrebató los vales de las manos y los puso en las manos de la cajera de la tienda. mientras tú, ¡ay beltrán!, ni siquiera supiste qué hacer, qué decir, que contestar. nomás te quedaste con las ganas de recuperar tus vales y decirle que hasta aquí llegó su pendejo, bola de zánganos, buenos para nada. hasta aquí su puerquito, culeros. y presta estos vales y de ahora en adelante si quieren comer, si quieren pañales, si quieren leche en polvo para el pilcatito, si quieren sopa maruchan y queso de puerco y red cola, le van a tener que chingar, alacranes. van a tener que buscar otro pescuezo al que sangrar, sanguijuelas.

pero qué vas a decir tú, beltrán, si ni siquiera el uniforme de *guardia de seguridad* de *eagle security* es de tu medida.

qué vas a decir tú, beltrán, si fue la marichuy quien te sacó a bailar y no tú a ella.

qué vas a decir tú, beltrán, si fue la morena del oxxo quien te besó y no tú a ella.

qué vas a decir tú, beltrán, si traes el arma de adorno porque ni disparar un arma sabes.

qué vas a decir tú, beltrán, si ni siquiera sabes dónde andan tus otros hijos:

la segunda de veintiuno, sara ivette. trabaja en una zapatería en la vía morelos.

la tercera de diecinueve, marichuy, como su madre, la única que sigue estudiando, intentando a jalones terminar la prepa en el cch vallejo.

y el último, el ulisitos, que apenas va a salir de la secundaria y dice tu mujer que ya les llegó dos veces oliendo a tíner. pero tú ni caso le hiciste porque está cabrona la chamba y te deja poco espacio en el cerebro para pensar en otra cosa que no sea cumplir con tu deber y traer el varo para mantener las ocho bocas –contando la tuya– de tu casa y los pañales y la leche en polvo y los útiles escolares y la ropa y los zapatos y el gas y la luz y las pipas de agua porque en ecatepec el agua potable se encarga en pipas.

∞∞∞

tu uniforme de *guardia de seguridad* de *eagle security* está compuesto por:

·una casaca blanca con bolsillos delanteros estampada en la espalda con el escudo de la empresa: un águila calva que sostiene con sus garras un escudo donde se dibuja una cruz formada por dos pistolas escuadra 9-milímetros; y al pie del escudo, sostenida por dos festones ondulantes, la leyenda en letras doradas como el sol: *eagle security.*

·un brazalete elástico con la bandera de méxico.

·una placa de la empresa con el nombre del elemento, en este caso: *leonardo alberto beltrán paz.*

·un pantalón de asalto con bolsillos laterales.

·un par de botas militares.

·un cinturón de instrumentos con fundas para linterna, radio, esposas, spray de gas lacrimógeno, cargador con nueve tiros, guantes y un arma corta calibre 9-milímetros.

pero a ti solo te tocó la casaca y las botas un número más grandes. el pantalón te lo tuviste que comprar tú; lo mismo que la bandera del brazalete que descosiste de un suvenir que habías comprado el 15 de septiembre en el zócalo y le pediste a la marichuy que te la zurciera al elástico.

el cinturón de instrumentos también llegó incompleto, solo el radio remendado con cinta de aislar, el arma y un cargador con siete tiros, porque los otros dos los había usado el compañero anterior –a quién supliste– en un altercado en la calle *edgar allan poe* esquina con *charles dickens*, en polanco, a unos pasos de donde trabajaba antes de morir y donde ahora trabajas tú, leonardo beltrán.

el compañero a quien supliste cayó en batalla.

una batalla que no era suya ni mucho menos, sino que el pobre hombre pasaba por el lugar equivocado en el momento equivocado: frente a una joyería cuando salían corriendo tres sujetos armados y al verlo uniformado uno de ellos ni lo pensó y le disparó a quemarropa.

todavía pudo, el compañero a quien supliste, desde el suelo desenfundar su arma y soltar dos tiros a ninguna parte. uno perforó la sombrilla de la mesa de una terraza del parque lincoln y se perdió en el cielo de esta ciudad; y el otro impactó en la pared cercana atravesando la placa señalética con el nombre de la calle *allan poe.*

el disparo abrió un agujero exactamente entre *allan* y *poe.*

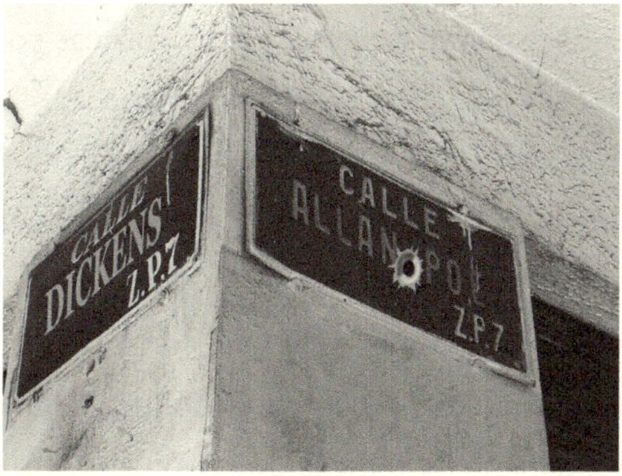

dickens, en la placa señalética de al lado, quedó intacto.

poe, dickens y el compañero a quien supliste, beltrán. un gringo, un británico y un mexicano: muertos los tres. qué misterio puede encerrar esa coincidencia. lo piensas pero el pensamiento se diluye porque no tienes ni pálida idea de quién es uno y quién el otro. pero eso no te importa, lo que te conmueve deveras es que el disparo del compañero a quien supliste hizo un agujero entre los dos apellidos. eso es lo que te inquieta; igual que te inquieta la pregunta con la que hiciste llorar a tu padre; igual que te inquieta el motivo por el que confesaste tu sueño a la morena del oxxo.

se podría decir, querido beltrán, que hoy por hoy esas son tus inquietudes.

y eso que acabas de despertar, que recién enciendes la televisión sin volumen y te enfundas el uniforme que tuviste que completar. te desayunas un par de huevos con frijoles que ya ha preparado tu mujer, la marichuy, tomas tu almuerzo y antes de salir de casa te echas encima tu chamarra de borrega de chiconcuac porque en ecatepec todas las madrugadas del año son invierno.

sales de casa y te recibe la noche de ecatepec, las calles de ecatepec, la insalubridad de ecatepec, la amenaza de ecatepec. caminas cabizbajo las tres calles que te separan de la esquina donde esperas el pesero que te llevará al metro indios verdes. en penumbras aguardas, sacas un cigarro del bolsillo y hundes la cabeza en la capucha de tu chamarra de borrega de chiconcuac. vislumbras a lo lejos las luces del pesero que se acerca por la avenida y por un momento pasa por tu cabeza dejarlo pasar porque viene zigzagueando muy culero. «ha de venir pedo», piensas, pero si no lo tomas llegarás tarde al metro y luego a tu chamba y el tiempo no está para que tu superior te ande regañando o te vaya a querer descontar el día. sin querer abordas el pesero en silencio, le sueltas los siete cincuenta al cacharpo que le está ayudando al chofer y buscas un sitio donde acomodar tus huesos.

el pesero es un poema deveras. todo tuneado por dentro, alfombrado en el techo, con su peluche en el tablero de instrumentos y sus foquitos azules mareando a los pasajeros. polarizado el parabrisas hasta dejar nomás una rendija por donde mete la mirada el chofer; y justo arriba del retrovisor, en los anaqueles donde está instalado el estéreo, por fuera, un letrero en letras en papel reflejante que dice: *dios conmigo.*

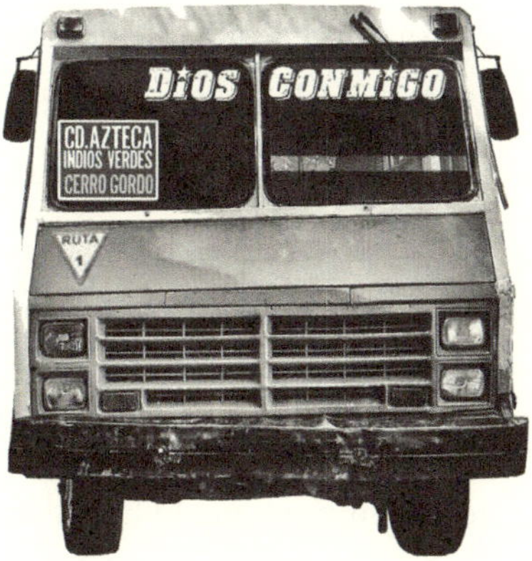

así, todo brilloso como para que la raza se percate de que algún dios –el que sea–, está sentado al lado del chofer que viene bien pedo, conduciendo como el diablo y jugando a los chingadazos con su cacharpo que en realidad es cacharpa y anda igual de peda que él.

se ríen y juegan a los putazos secos; se golpean mientras uno medio conduce y la otra medio cobra. el chofer bien pedo pegándole de tragos a una tecate, y la cacharpo igual de peda arrebatándole la lata para pegarle de tragos también. pero nadie dice nada; ni tú, beltrán, pese a que eres *guardia de seguridad* de *eagle security* y vienes uniformado no dices nada…, quizá porque en el fondo consideras que eres guardia de otra seguridad y no de ésta, no de este pesero que zigzaguea sobre la r-1 sumergido en la madrugada de ecatepec. tú, beltrán, resguardas la seguridad de la multinacional donde trabajas, en polanco, al ladito del parque lincoln y lo demás te vale puritita verga. quizá también de la seguridad de tu casa, de las ocho bocas –contando la tuya– que tienes que mantener y nada más. pasa entonces por tu cabeza como una ráfaga el día en que lincharon a aquel ladrón que intentó robar en una casa de tu barrio. «pobre cabrón», y recuerdas el amasijo en que quedó convertido su cuerpo nomás de tanto palazo; nomás de tanta patada, escupitajo, botellazo, mentada de madre; nomás de tanta ira, cadenazo, jalón de pelos. «pobre cabrón».

así que mejor te sientas, leonardo alberto beltrán paz, porque además es lunes y ayer perdieron las chivas y acabas de ver a tu padre llorar en tu sueño y eso no te deja la cabeza quieta. duro y dale pensando qué le preguntaste que lo hizo llorar tan así; y luego lloraste tú. «tan grandote y tan chillón», vuelves a decirte por lo poco que te quieres, beltrán. si te quisieras un pelito más a la mejor ya le hubieras cantado a la morena del oxxo. ya le hubieras dicho que ¿quiubo, morena? lo que es parejo no es chipotudo y si me quieres bien y si no pues que cada quien agarre sus dos caminos.

y ella, de segurito, se hubiera desvanecido delante de ti como quien suelta un listón, y tú tendrías que levantarla para caminar a su lado rumbo al hotel que está justo afuera del metro san cosme y hubieras pagado los ciento ochenta varos del cuarto y desde las escaleras comenzarías a llenarla de besos y a decirle cochinadas al oído y sentirías, beltrán, como ella te gana a decir porquerías; y entrarían a trompicones al cuarto ella zafándose a las prisas la blusa y tú arrancándote el uniforme de *eagle security*. ni cuenta te darías de dónde chingados dejas caer el cinturón de instrumentos con todo y tu 9-milímetros que no sabes disparar.

¡y a coger se ha dicho, beltrán!

como en tus mejores fantasías:

a darle con la de *perrito*;

y la de *volador de papantla*;

y la de *albañil*;

y la de *tente·en·el·aire* que es para puro máster y que te mueres de ganas de poner en práctica o al menos saber en qué consiste.

a darle, beltrán, a gozar que es domingo quinceañeras y ábranse oscuridades que ahí les va su amanecer.

luego se hubieran quedado quietos, callados, nomás sintiendo la respiración del otro... y a la mejor hubieras abrazado a la morena del oxxo, beltrán, y viendo el techo del cuarto de hotel, en una de esas, se te hubiera revelado la pregunta que en el sueño le hiciste a tu padre.

pero no estás en el hotel sino en el pesero, otra vez duro y dale pensando qué le preguntaste a tu padre que lo hizo llorar; duro y dale como lavadora centrifugando la ropa húmeda. tomas asiento y ni cuenta te das de las personas que te rodean: obreros y trabajadoras, mano de obra y godínez que tienen que checar antes de las siete y ya son las cinco cuarenta.

entimismado,

apenas te percatas de que el microbús se orilla de forma violenta y en putiza se suben dos culeros –uno chavo, de veintitantos; y otro ruco, de más de sesenta–;

y desenfundan sendas pistolas;

y amenazan al chofer;

y a la cacharpo que se queda pasmada y mejor se hace un lado;

y le apuntan a todos con sus pistolas mentando madres.

todo el mundo queda pasmado, quieto apretando las quijadas y calladitos agachando la cabeza.

–¡esto es un asalto hijos de su puta madre y más les vale que no se pongan al brinco porque se los lleva la verga! aquí mi compa el mazacuate anda bien crudo y cuando anda erizo se pone de los nervios y es refácil que se le salga un tiro y te lleve la verga a ti –dice el más joven de ellos y le apunta en la cabeza a la primera persona que se encuentra. así que, en orden culeros, se me van parando para que el mazacuate les pase báscula de uno por uno.

y el más ruco se encamina al final del pesero donde comienza su colecta. hasta entonces caes a esta realidad, beltrán: eres un *guardia de seguridad* de *eagle security* y vienes con uniforme y armado. entiendes entonces que si estos hijos de la chingada descubren la casaca debajo de tu chamarra de borrega de chiconcuac te dispararán sin más, como le dispararon al compañero a quien supliste.

piensas en las siete balas que lleva tu arma.

haces un repaso de tu instrucción como policía pero fallas porque no recibiste instrucción alguna. ¡te lleva la verga! nomás llenaste la solicitud, pusiste que habías terminado la secundaria y que estabas de acuerdo en trabajar veinticuatro por veinticuatro.

luego firmaste *aquí* cuando te dijeron firme *aquí*.

∞∞∞

nunca has disparado, beltrán. ni siquiera aquel día en que te llevaste la 9-milímetros a tu pueblo de hidalgo y allá, en mitad del monte, fuiste con tu tío eleuterio a poner una botella de caguama vacía como blanco y te alejaste para dispararle. pero del arma no salió ningún tiro. quién sabe por qué. por más que moviste el seguro, quitaste y pusiste el cargador tres o cuatro veces, el arma se negó a hacer fuego. «me lleva la chingada» dijiste y agarraste a pedradas la botella. y tu tío eleuterio te dijo medio de broma y medio en serio:

–qué bueno que te regalé al mártir –el pitbull cruzado con callejero que vive arrinconado en tu zotehuela.

ahora, aquí, en el pesero, piensas en tu arma. «ni siquiera voy a poder gastar dos balas como el compañero a quien suplí», piensas.

lo mejor es hacerte chiquito en el pesero y que asalten a la doña que viene a tu lado toda gorda y con sus bolsotas de quién sabe qué.

o quizá puedas usar el arma de otro modo, como garrote para garrotear al ruco de más de sesenta que está pasando báscula a los pasajeros y ya se acerca a ti.

o mejor madrear al chavo de veintitantos y que los demás se hagan cargo del ruco porque tú no puedes con los dos.

ni con uno para ser sinceros.

nunca has disparado un arma y nunca fuiste de pleito.

eres hombre de paz leonardo alberto beltrán paz.

la bronca más grande que llegaste a tener fue aquella vez que te agarraste de los pelos con el vecino. y todo porque no le quisiste dar un beso a su hermana. joto que tú eres, beltrán. tan poquita cosa, caray.

ahora, metido en este pedo no sabes qué chingados hacer, leonardo alberto, como te decía tu mamá cuando se encabronaba contigo. ahora piensas que si al menos trajeras el gas lacrimógeno –o algo de lo que falta en las fundas de tu cinturón de instrumentos– algo podrías hacer,

algo harías.

o sí al menos trajeras al mártir contigo para que te librara de todo mal y se les echara encima a los dos malandros hijos de puta y los desollara con sus tremendas quijadas de pitbull cruzado con callejero.

o si al menos supieras por qué tu padre rompió a llorar;

o si tan siquiera conocieras la pregunta que le hiciste en el sueño...

pero no. nada. te encuentras sentado en el pesero, todo acalambrado y cobarde a punto de ser basculeado por este hijo de puta que de seguro te tanteará el arma y te disparará a quemarropa y san·se·acabó.

san·se·acabó, beltrán.

sin saber nada de tus hijos, ni de la morena del oxxo, ni de tu mujer que apenas y le dijiste «ahí nos vemos», antes de salir de casa, ni de por qué tu padre rompió a llorar como rompió a llorar.

así la vida en esta pocilga donde te asaltan y luego te matan nomás por traer un uniforme aunque te queden grandes las botas y no pongas resistencia y no sepas ni cómo coño sujetar un arma y pierdan las chivas y el más chico de tus hijos llegue oliendo a tíner.

ni modo, beltrán. lo sientes solo por la marichuy que le va a tocar la chinga de pagar la comida de siete bocas –ya sin contar la tuya– y el gas y las pipas de agua porque en ecatepec el agua potable llega en pipa.

así que te resignas y agachas la cabeza como la has agachado tantas veces.

de pronto,

una idea atraviesa el cielo de tu mente que repentinamente se parece al cielo raso y limpio de tus sueños.

una idea estúpida y hueca pero idea al fin.

una idea toda ralita, pellejuda, insípida pero tu cabeza no da para más, leonardito, como te decían tus amigos en la secu·23 en iztacalco porque hasta allá te tocó. ¡y cómo te cagaba que te dijeran "leonardito", leonardito! ¡cómo te cagaba y te caga aún! por eso fue que cuando tu superior se refirió a ti como "beltrán", hasta sacaste el pecho y te sentiste por primera vez nombrado. «beltrán», repetiste en tus adentros bien satisfecho. y es desde ahí, desde el beltrán y no desde el leonardito, de donde está surgiendo, ha surgido ya esa famélica idea en tu cerebro:

desenfundar tu 9-milímetros y amagar a estos malandros. con huevos. escupiendo saliva por el hocico y soltando mentadas de madre a diestra y siniestra. hacer como si deveras fueras un policía de los gordos y ¡quietecitos, perros hijos de la verga, que si se mueven les arranco las bolas de los ojos y se las pongo de collar a sus putas madres!

¡ni respiren, muertos·de·hambre, porque estoy acostumbrado a despiojar exconvictos y a jondear gatos por la cola!

¡no se les vaya a ocurrir parpadear, hijitos de las siete vergas, porque los hago manojo y se los doy de tragar a los puercos!

¡hínquenseme, pendejos, porque ahora si van a saber de qué pinche lado masca la iguana!»

y a la mejor en una de esas hasta te hacen caso, beltrán; y se cagan de miedo porque traes una 9-milímetros y mientas madres como sicario de a deveras. y en una de esas no dispares, carnal, mejor aquí la dejamos, te dicen los muy jotitos.

entonces les dirás: «así me gusta, sapos, que sepan a qué sabe el caldo de verga y quién es el que parte el queso en esta kermés. mejor dejen sus pistolitas y lléguenle a oler mierda a otro chiquero», y los verás bajarse del microbús con el rabo entre las patas mientras la gente te aplaude, te vitorea, te dan palmadas en la espalda. hasta no faltaría quien te ofrecerá uno de a cien por el parote que acabas de hacer, broder; y otra muchacha deveras gracias, joven. hombres así necesita este pinche país: guapos y valientes; y otra viejita sí, buen hombre, tenga uno de a doscientos por la arriesgadota de vida que se acaba de pegar.

pese a que tú sabes que nel,
que lo has hecho por tu vida y no por la de los demás.
sabes que nel, que tú no has disparado nunca;

sabes que ni siquiera sabes.

pero no te queda de otra, beltrán: o te mueres así, desenfundando tu arma, o te mueres a lo pendejo arrinconado debajo de los asientos como gatito enclenque, nomás por llevar tu uniforme de *guardia de seguridad* de *eagle security*.

∞∞∞

ya están basculeando a los de la otra hilera, beltrán. los malandros ya le dieron un putazo a una chava que hasta le arrancaron los audífonos de diadema y los dejaron tirados a medio pasillo sonando desde ahí una rola del joan sebastian:

eres secreto de amor/

se-cre-to/

dice la rola y tú bien clarito la puedes escuchar.

pero debes decidir, beltrán.

no hay más.

así piensas en la parte del péndulo del columpio de tu sueño, jalas aire y te pones de pie como un rayo mientras buscas con la derecha tu 9-milímetros.

pero justo cuando te pones de pie y vas a pegar un grito diciendo: «¡bajen el arma culeros que ya les cayó la verga voladora!» te percatas de que el más chavo que está unos pasos delante de ti vigilando al personal pistola en mano,

no es más que un wey espantado y jalando aire porque se está ahogando.

está sudando el vato.

boqueando como mojarra fuera del agua.

tiembla el pendejo y pela los ojos y como que algo quiere decir mero cuando echa un borbotón de sangre por la boca.

luego se desploma,

como costal de elotes;

y cae inconsciente a mitad del pasillo del microbús justo sobre tus audífonos de diadema;

y por fin el joan sebastian se calla la boca.

tres:

el mazacuate

el frente·de·olla apunta su arma a los pasajeros. avienta pequeños grumos de saliva en cada mentada de madre. respira con dificultad y aprieta los labios al sentir como la lengua no le obedece al momento de decir palabra. sacude la cabeza porque siente que la realidad se le desploma. sujeta el arma con desesperación y amenaza a uno y a otra.

decide disparar.

va a disparar.

si no fuera porque el dedo índice no le responde ya hubiera apretado el gatillo ¡y que se lleve la verga a quien se tenga que llevar la verga!

alza los ojos en busca del mazacuate, y gime, o muge, o gruñe, o grazna, o dice algo ininteligible porque la boca ya se le está yendo de lado. alcanza a ver cómo una chava de pie frente a él le clava la mirada y cómo, también, otro hombre se le planta desafiante a su derecha. el frente·de·olla no sabe que este hombre es el beltrán que por alguna extraña razón ha decido confrontarlo. también ignora, el frente·de·olla, que esa chava es artemisa y que está harta de andarse escondiendo y agachando la cabeza y es por eso que lo mira sin miedo.

el frente·de·olla siente una rabia inmensa porque a él ningún flaco pendejo se le pone al brinco y ninguna escuincla nalgas·meadas lo reta con la mirada; pero hoy le cayó el chahuistle y aquí le traigo su insuficiencia respiratoria, carnal, y sus boqueadas de mojarra fuera el agua, y su baba espumeando por el hocico, y su mirada desorbitada, y esta realidad que de un chingadazo se funde a negro y el frente·de·olla pela los ojos y como que algo quiere decir justo cuando echa un borbotón de sangre por la boca y

se desploma como costal de elotes;

y cae inconsciente a mitad del pasillo del microbús

justo sobre los audífonos de diadema de artemisa que están ahí tirados;

y por fin el joan sebastian se calla la boca.

∞∞∞

«levántate, mazacuate», te dices entre sueños cuando un haz de luz entra por una rendija de la sábana que sirve como cortina y te ataca el rostro. sin remedio abres los ojos: «levántate, mazacuate», te repites, pero poco caso te haces. como siempre. pareciera, mazacuate, que te llevas mal contigo mismo. cada vez que te das un consejo, cada vez que te propones algo, cada vez que te hablas a ti mismo terminas mandándote derechito a la vil verga. y no es que no te quieras, carnal, es nomás que no confías en ti. y eso no es de a gratis, la desconfianza la has ido forjando con el paso de los años.

hasta el punto de que ahora, a tus sesenta y tres, ya casi ni te escuchas.

–¡a la verga! –se te escucha decir cuando hablas solo y todos los que te oyen saben que otra vez estás en el intento de hablar contigo, en el intento de darte consejos. pero andas duplicado, carnal, desde hace años, y en esa dupla el mazacuate le ha ido ganando la partida al israel.

así te llamas, mazacuate: israel.

no por nada te metiste con los testigos de jehová una mañana de cruda cruel que tocaron a la puerta de tu pocilga y saliste en calzones a atender pensando que era la marrana o el mastodonte porque ya era hora de que te trajeran otro jeringazo. pero ¡oh sorpresa!, eran los testigos de jehová que venían a salvar tu pellejo de la miserable vida que llevabas. que llevas aún porque los años no te han servido de ni madres. será por eso que la rola que más se te escucha cantar es aquella de josé alfredo jiménez

nada me han enseñado los años/
siempre caigo en los mismos errores/
otra vez a chupar con extraños/
y a brindar por mismos dolores/.

se te oye cantar a veces, mazacuate. a solas, a pleno sol bien puesto de tonaya o mariguana o coca o reinitas o de plano tíner; porque lo único que te han enseñado los años es a no hacerle feo a la bola de chocolates, aguardientes y pastillitas que se te van poniendo delante de la nariz.

nada más abrir la puerta te topaste con ellos, igualitos todos: él con su peinado de benito juárez, su saquito de milano y su portafolios colgando al hombro; y ellas con su suetercito gris, su falda hasta los tobillos y su portafolios igual colgado del hombro.

era tres: dos testigas y un testigo. armados todos con sus bibliotas bajo el brazo y aplastados por ese pinche sol de ecatepec que siempre cae mezclado con smog y polución y humo de escape del mexibús.

daba pena verte, mazacuate. neta. todo crudo y dado a la verga oliendo a puro veneno, a puro desgaste, a puro debraye, a puro recuerdo negro de cuando estuviste en el tambo.

lo bueno es que de eso ya hace algunos años…, bueno de la primera vez; porque de la última no hace tanto. y es que estuviste entambado dos veces ya, mazacuate.

–mi primaria y mi secundaria –dices cuando te preguntan–, si yo sí estudié.

tu primaria en santa martha acatitla fue de tres años:

–soy generación 88-91 –sigues diciéndole a los preguntones. a veces hasta con orgullo, como si deveras fuera una chingonería; a veces nomás de culero para espantar al personal, porque en este barrio de bocabajeados tú sabes que es mejor dar miedo que dar lástima.

eso nadie te lo enseñó, solito lo aprendiste en la puta calle.

∞∞∞

al verte en calzones los testigos de jehová ni se inmutaron.

ni él ni ellas.

hasta como que más valor agarraron en sus bibliotas que ya estaban desenfundando como quien desenfunda un revólver.

inmediatamente te comenzaron a tirar el mismo choro de siempre: que si el levítico, que si el nehemías, que si el deuteronomio, que si el esdras, que si la culpa, que si la vida en el páramo de lo obsceno, que si el libro de corintios, que si los salmos.

–a ver, aguanten, aguanten –los interrumpiste a gritos.

los testigos callaron, de sus manos sin fuerzas bajaron sus biblias sin darse cuenta.

–primero quiero que me expliquen qué chingados es eso de "páramo".

como que no entendieron la pregunta hasta que una de ellas la pescó.

–un páramo es como un lote baldío.

–ah –dijiste tú.

–pero eso no es lo importante, continúo la testiga, sino que usted, hermano, está a punto de arder en las incandescentes llamas del infierno.

lo dijo con convicción, tanta, que hasta escalofríos sentiste, mazacuate. y eso que a ti pocas cosas te hacen sentir escalofríos.

pero te ganó lo perverso, carnal. una idea comenzó a fraguarse en tu cabezota de adicto, en tus hermosos ojos inyectados de sangre, en tus barbas todas hediondas:

en calzones, medio entonayado aún, todo crudo, apestoso, atolondrado por el sol de las cuatro de la tarde comenzaste a imaginar las tetas que se escondían debajo de esas blusitas; las caderas ocultas debajo de la falta; las piernas sin depilar abochornadas por tanta ropa; las panochas peludas y sudorosas arrinconadas entre tanto trapo y tanta pantaleta, y comenzaste a sentir una tremenda erección imposible de disimular.

ni vergüenza te dio, mazacuate.

en calzones sentiste como tus calzones se levantaban y hasta te pusiste las manos en la cintura para que se dieran un quemón las nenas; «y el nene también», pensaste desde la pura maldad del mazacuate porque israel estaba lejos de ahí en esos momentos.

pese a eso las testigas no se rajaron.

con todo y tus porquerías le echaron más enjundia a los corintios y a los salmos y a los levíticos y hasta unas cuantas citas del apocalipsis te recitaron como intentando detener tu erección a fuerza de versículos.

y tú, en calzones, malandro hijo de puta, acostumbrado a bocabajear a rameras, acostumbrado a compartir jeringa, acostumbrado a fumar piedra hasta dejarte el hocico todo cocido, acostumbrado a tragar tonaya como si fuera agua bendita; tú, pinche mazacuate alias israel, acostumbrado a que por treinta varos te la chuparan en cualquier callejón del barrio; tú, percudido cabrón, muy cordialmente invitaste a las monjitas a continuar con la enseñanza, pero aquí adentro, señoritas, hermanas, mujeres de caridad. aquí adentro y les invito un vaso con agua y se protegen de este pinche sol de ecatepec tan resentido con nosotros.

ni miedo tuvieron al entrar, carnal.

y eso te sacó de pedo, no mientas.

quiénes eran estas inocentes que ni cuenta se daban de que se estaban metiendo a la mera boca del lobo. pero lobo-lobo, no mamadas. lobo hambriento y con la verga bien parada nomás de imaginar como las empinarías en tu sillón todo mugroso y manchado de cuanta madre; como les levantarías la sotana; como les harías de lado el traperío que les cubre el redondo culo de una, y el flaquito culo de la otra. y el testigo igual y se apunta; o nomás se queda viendo pleno de fe y ya arrepentido porque el poder del mal se le ha metido en todo el cuerpo y ya lo está castigando con una erección que trata de controlar sin conseguirlo.

y tú, mazacuate, con una testiga sentada a horcajadas sobre tus piernas y los pechos de la otra en la boca. ahí, empinados en el sillón todo mugroso y manchado de cuanta madre. y ellas medio gimen y medio se arrepienten y medio lloran y medio jadean y medio rezan y tú no sabes si es por pecar o por placer o a ratos por pecar y a ratos por placer y te maldicen y te bendicen y una de cal y otra de arena. «bendito seas demonio celestial», te dicen a veces. «maldito seas arcangélico leviatán», te dices otras.

pero todo nomás en tu cabeza retorcida, mazacuate.

todo en tus fantasías de demonio callejero porque en la realidad ellas entraron dignas igual que digno él. se sentaron sin prejuicios en tu sillón todo mugroso y manchado de cuanta madre, sacaron una vez más sus bibliotas y las pusieron sobre sus piernas. tú, en calzones, nomás jalaste una silla, la montaste al revés y recargaste los brazos en el respaldo como vaquero, como diciendo: a ver, encantos, léanme algo cachondo de sus libros antes de comenzar a ponerle epazote al mole de olla que nos vamos a comer,

antes de que comencemos a menear la cazuela de frijoles con puerco,

antes de que les falten manos para pelar tanta corneta.

las testigas y el testigo entendieron el reto y comenzaron a hojear sus bibliotas hasta encontrar un pasaje que te comenzaron a leer con tanto fervor que fuiste notando como el sudor perlaba en sus frentes y el tono de la voz se quebraba aquí y allá y las manos les temblaban de pasión. hirviendo de fe las viste leer profundo haciendo ademanes como de exorcismo, tensas y reflexivas pausas, silencios largos para que sus palabras fueran cayendo mero adentro de tu adicto cráneo de adicto.

entonces, tres milagros comenzaron a manifestarse ti, mazacuate:

primero se te aplacó la verga, se te fue poniendo flácida y se arrinconó entre tus muslos;

luego, tu mente de canalla hijo de puta se fue aclarando y comprendiste honradamente lo que te leían;

y por último sentiste cómo tu corazón se fue llenando de una armonía que nunca en tu pinche vida de mal nacido habías sentido ni en sueños.

sendas lágrimas comenzaron a cuajarse en tus ojazos de yonky empedernido.

llorar, mazacuate, ya se te había olvidado llorar.

más aún, quizá era la primera vez que lo hacías porque hasta donde la memoria te alcanza no tienes recuerdo de tus lágrimas.

nunca habías llorado, cabrón.

ni de niño ni de ruco, porque en ecatepec se pasa derecho de niño a ruco. no hay tiempo para la pubertad, ni para la adolescencia, ni para la juventud..., ni para la vejez.

eres un niño, luego eres un ruco y luego te mueres.

y ya.

pero ahí, sentado a horcajadas y con los brazos recargados en el respaldo de la silla, comenzaste a sentir por primera vez en tu vida lo que son las lágrimas, mazacuate.

¡qué barbaridad!

¡que placer!

¡que descanso!

¡que liberación cuando primero tu ojo izquierdo soltó una lágrima gorda, redonda, llena, que trazó un caminito limpiando la mugre de tu pómulo, luego atravesó tu cachete, luego cruzó tu barbilla y, en la mera orillita, se infló agarrando fuerza antes de desplomarse y reventar en el suelo delante de la silla!

delante de ti, delante de las testigas y el testigo, delante de sus bibliotas, delante de levítico y nehemías y deuteronomio y esdras.

–llora, hermano –dijo la de las nalgas flacas al momento en que se levantaba y caminaba hacia ti con sus ademanes de exorcismo. y sentiste su mano en tu cabeza, mazacuate, pero tu ánimo ya no estaba en modo *todo·es·cogible*, sino en modo *desamparo*; y fue ahí donde entonces sí rompiste a llorar como nunca, mazacuate.

literalmente.

como nunca.

∞∞∞

lloraste por tu infancia en la puta calle, porque tu madre te parió en un cuartucho y a los pocos meses se acabó la leche y a darle al agua de la llave y al bolillo duro y a rasguñar la olla de frijoles.

briaga la madre y briagos los hijos.

la familia pirinola, les decían el barrio porque toma la madre, toma el hermano, toma la hermana: todos toman.

así que rapidito llegó el tíner a tus narices. como a los siete u ocho ya andabas todo idiota, pero sin hambre.

lloraste por tu pinche padre que nunca supiste cómo es, quién es, qué es, dónde vive, de qué trabaja. tu pinche padre que nomás no asomó las narices en el transcurso de tu infancia, ni de tu adultez, ni nunca para ser honestos.

lloraste por tus primeros años en la cárcel en santa martha acatitla. eres generación 88-91.

lloraste porque nunca has tenido novia, mazacuate. eso sí, has cogido como animal aquí y allá, pero una mujer que te mire a los ojos antes de dormir, jamás.

lloraste por las lastimaduras de las venas de tus brazos y de tus tobillos por culpa del jeringazo; y tus labios tatemados por el tubo que hace de chimenea por donde sube el plácido humito de la piedra; y tus dedos amarillentos por el cigarro; y tus dientes de enfrente que ya perdiste por la coca.

lloraste por la uña de tu dedo gordo del pie derecho que ya se pudrió y se te está volteando de tan hongueada que la traes.

lloraste por la cacharpo a quién piensas que una vez le embrocaste un hijo y cuando te dijo que no le bajaba desde hacía meses lo primero que hiciste fue salir de su cuartucho de azotea, agarrar un microbús, luego el metro, luego el trolebús, luego un taxi luego un autobús rumbo a la verga para no volver a verla jamás.

lloraste, israel, y tú nunca habías llorado.

y lloraste.

frente a las testigas, la de nalgas flacas y la de culo gordo lloraste como bebé. y sentiste sus manos en tu cabeza, ahora las de la otra testiga, luego las del testigo también. seis manos que se fueron acomodando en tu cabeza con intenciones de exorcismo y tú a llanto desbocado, a moco·tendido. luego el llanto se te fue convirtiendo en sollozo, luego en gimoteo y terminó en hipo que fue dando paso a un sueño plácido, ligero y profundo como nunca en tu pinche vida de expresidiario habías tenido.

soñaste israel.

que hacías una casa.

con tus manos, como el indio tizoc.

que al lado de un potrero ibas levantando tu casita de piedra. sin camisa cantabas una alabanza al padre eterno. ¿pero cuál padre eterno si tú ni siquiera conociste a tu papá, pendejo?, te decías en el sueño siendo un mazacuate y no un israel. ¡a la verga tus mamadas!, insistías, levántate pendejo y deja de jugar a la casita. duplicado que andas, carnal, desde hace años, y en esa dupla el mazacuate le ha ido ganando la partida al israel.

cuando volviste en ti y levantaste la cabeza estabas solo; tirado en el sillón todo mugroso y manchado de cuanta madre y solo. a tú lado nomás estaba esperándote una de sus bibliotas con una tarjeta encima donde estaba la dirección de la *iglesia adventista del séptimo día.*

los días siguientes fueros fieros.

por más que intentabas sacarte de la cabeza las palabras de las testigas y el testigo no lo conseguías. los levíticos habían calado hondo en tu sistema nervioso central y la culpa te llegaba a golpes provocándote un llanto subrepticio que te hacía quedar mal con la banda de rufianes con quienes te juntabas.

así de repente, mientras te empinabas la caguama o recibías el toque de mota o la mona de tíner, se te venía encima ese puto llanto incontrolable que te hacía salir corriendo al baño, al lote baldío, atrás de algún carro abandonado donde hacías esfuerzos sobre humanos para contener los sollozos y la infinita melancolía.

y luego la rabia, mazacuate, la rabia contra esas pendejas testigas y el puto testigo que te metieron la luz de los levíticos por las orejas, las narices y el fundillo y que no había manera de que te dejara en paz.

no te quedó otra, entonces, que acercarte un día a la *iglesia adventista del séptimo día.*

∞∞∞

llegaste recién bañado pero crudo y nada más entrar otra vez el llanto impertinente se te vino encima y caíste de rodillas delante de la testiga que había venido a atenderte, la de nalgas flacas.

así, a las pocas semanas ya estabas medio repuesto. ya orabas con tus propias palabras y algo parecido a la fe se te movía dentro. estuviste meses, mazacuate, siendo israel estuviste meses con los testigos de jehová intentando enderezar tu pinche vida. pero árbol que crece torcido jamás su rama endereza, gato huevero donde quiera encuentra, y no hay más cera que la que arde y a ti ya te andaba por arder.

o sea que tu paso por los testigos fue frugal: el olor a orines pudo más que el olor a agua bendita. y eso que ya habías aguantado vara con la resaca, el síndrome de supresión, la abstinencia y los delirios de la cruda. y eso que ya te bañabas y te rasurabas y te ponías alguna camisa limpia. y eso que ya leías la biblia –levíticos era tu libro favorito–. y eso que ya habías sentido la palabra de dios en ti.

todo por la piedra, carnal.

todo por el humito de la pinche piedra.

casi te dio tiempo de salir a evangelizar casa por casa, a puerta fría, junto a las testigas que te evangelizaron a ti y de las que a veces, todavía, llegabas a imaginarte sus nalgotas debajo de tanto trapo. pero te contenías, israel. cállate, mazacuate, te decías duplicado como siempre andas.

casi nomás te faltó una semana de instrucción para convertirte deveras en un testigo de jehová de los meros buenos, de los recién bañados. ya tenías tu bibliota que te había regalado la testiga nalgona y a quien no perdías la esperanza de un día arrimarle tu burrote después de una ceremonia, o de la oración, o del cántico. ya te habías comprado tu suetercito y tu portafolio, israel, cuando en una de esas en una esquina del barrio te topaste con la marrana y bastó que te detuvieras a platicar un segundo con ese vato para que luego-luego te ofreciera un cigarro que rechazaste con garbo.

pero luego como que te entraron las ganas de evangelizarlo, como que la lucecita de dios en el fondo de tu cabezota te hizo pensar que si a ti sí, a él también. y comenzaste a tirarle el choro de levíticos con harto fervor. «*llamó jehová a moisés, y habló con él desde el tabernáculo de reunión, diciendo: habla a los hijos de israel y diles: cuando alguno de entre vosotros ofrece ofrenda a jehová, de ganado vacuno u ovejuno haréis vuestra ofrenda. si su ofrenda fuere holocausto vacuno, macho sin defecto lo ofrecerá; de su voluntad lo ofrecerá a la puerta del tabernáculo de reunión delante de jehová*».

la marrana te escuchó, israel, para ser honestos te escuchó.

no entendió ni madres pero te prestó toda la atención que pudo pese a que llevaba días enmariguanado. y tú insististe, como debe de ser, como deben insistir los testigos de jehová, como dios manda. «*...y lavará con agua los intestinos y las piernas, y el sacerdote hará arder todo sobre el altar; holocausto es, ofrenda encendida de olor grato para jehová*». jalabas aire y husmeabas en tu bibliota los levíticos para darle una rociada de fe a la marrana que buena falta le hacía al pobre pecador.

te chupabas los dedos al momento de pasar páginas y recitarle con fervor los versículos mientras él te escuchaba encantado, fascinado, nomás dándole de vez en vez un trago a su caguama y un toque a su cigarro de mota y te vaciaba el humo en las narices. «ajá», te decía con su sonrisa de mariguano. y tú sentías el humito de la mota en las narices, el aliento de caguama, la sonrisa de bienestar de la marrana y le seguías: «*asimismo la persona que hubiere tocado cual-*

quiera cosa inmunda, sea cadáver de bestia inmunda, o cadáver de animal inmundo, o cadáver de reptil inmundo, bien que no lo supiere, será inmunda y habrá delinquido». «ajá», te volvió a decir la marrana y tú ya no pudiste más y le arrebataste de un chingadazo la caguama: «presta, pendejo», le dijiste bien encabronado mientras te empinabas la botella. luego le tumbaste el toque de mota y le metiste un jalón profundo, y sentiste ahí, mazacuate, como el poder de dios se iba derechito a la chingada mientras tus pulmones se llenaban del humito paradisiaco de la yerba. «¡a la verga!», dijiste en plena duplicidad.

–no mames, israel –te dijo la marrana todo sorprendido. eres testigo de jehová, wey.

–no soy testigo ni israel ni una chingada –contestaste tú ya siendo el otro–: soy tu mero padre, pendejo: el mazacuate.

∞∞∞

así volviste a la zozobra de la calle, mazacuate, pero ahora aderezada con la culpa por haberle faltado a dios. ¡maldita sea!

y la cosa se puso peor, carnal, porque después de una temporadita sin sustancias el cuerpo pide rocanrol y se lanza desbocado sobre todo lo que haya puesto en la mesa. tonaya, coca, perlas de la virgen, elesedé, reynoles, caguamas, tafiles, cristal, activo, tíner y lo que hiciera falta. «yo solo me meto alcohol…, o lo que haiga», ese era tu dicho.

pero los excesos pasan facturas bien pinches caras, carnal. impagables a veces. tan es así que terminaste durmiendo en la puta calle. poco a poco, mes a mes se te fueron pudriendo los contactos, se te fueron alejando los conectes, se te fueron yendo los negocios. se te fueron cerrando las puertas de la familia que se resumía a dos: tu cuñado y tu sobrino el frente·de·olla –a quién años después invitaste a un bisnes bien machín: atracar peseros–. se te fueron acumulando las deudas, mazacuate, hasta que terminaste durmiendo en los andenes del metro.

pordiosero en que te convertiste, carnal.

pero lo bueno es que el tíner curte el pellejo y el frío ni traspasa. los perros no te dan miedo porque perro no come perro y las ratas no te dan asco porque porquería mata porquería. así que hay pocos inconvenientes.

lo que sí son las gentes, unas que te mal·miran, otras que te desprecian; o los peores, aquellos escuinclitos pendejetes, seudonarcos, reguetoneros que ya traen una 22 en el bolsillo y con eso quieren comerse la lumbre a puños.

señoritos que se sienten valientes prendiéndole lumbre a los indigentes.

y tú no fuiste la excepción, mazacuate. porque hubo una vez en que tuviste que ponerles un estate quieto a una pandilla de culerines.

∞∞∞

dormías tú debajo de la banca de un parque en penumbras, nomás medio iluminado por un farol allá a lo lejos, cuando en plena madrugada sentiste los putazos. hartos. envuelto como niño·envuelto en tu cobija debajo de aquella banca sentiste un chingadazo aquí, otro allá; una patada en las costillas otra en la cabeza, otra más en el estómago. nomás pujabas, mazacuate. sin saber quién ni por qué ni de dónde venían lo vergazos nomás pujabas. luego vinieron los palos, los tubos, las cadenas. nomás pujabas echando maldiciones e intentando sacar la 38 que siempre llevas refundida en los calzones. te arrastraron de los pelos y de la camisa y te fueron a aventar a mitad del parque, más cerca del chorro de luz que soltaba el farolito. por si fuera poco, te volvieron a achicalar unos putazos en la mera tropa que te tumbó dos dientes: un colmillo y uno de enfrente.

–échele lumbre al culero –dijo uno que parecía el jefe.

y luego-luego sentiste el olor a gasolina chorreando por tu cabeza. pero cuando el uno, gordito pelos·necios, estaba por sacar los cerillos, te pusiste de pie de un chingadazo y sin voltear a ver a nadie soltaste el primer disparo que retumbó en todo el barrio y se fue alejando en el silencio de la noche de ecatepec.

luego todo se quedó mudo.

mucho tiempo.

mucho tiempo mudo.

–apaga tu cerillito –le dijiste al gordito pelos·necios que tenía ya el cerillo encendido en las manos apuntándole con la 38 que asomaba el cañón debajo del mugrero de cobijas que llevabas encima. la luz del farol les daba en la jeta y a ti en la espalda y eso ya era ventaja: la puta calle te ha enseñado que cualquier cosa a contra luz es más temible.

lo oculto siempre impone respeto.

y debajo de algo siempre hay algo.

por eso tuviste cuidado de mover el cañón de tu arma hacía la luz dejando tu mano a oscuras. hacer que la luz iluminara nomás el cañón amenazante y no la mano que lo controlaba.

eran seis y nomás quedaban cinco porque con el disparo había caído uno y se había quedado quietecito nomás viendo al cielo con los ojos fijos mientras un chorro de sangre comenzaba a encharcarse en su pescuezo.

ni ruido hizo el muertito.

nomás se desangraba.

nadie se asomó de ninguna ventana porque en ecatepec las calles de noche son solo para las lacras, como tú, mazacuate; o como esa pandilla de pequeños hijos de puta que te iban a prender fuego.

sobraban cinco de pie y tu 38 solo tenía tres tiros porque no te había alcanzado el varo para más.

apuntándoles con la pistola los viste palidecer. mearse encima. llorar quedito uno y otro apretar los dientes y otro medio tantear en su cinturón algo que supusiste que era un arma. «ese será el siguiente», pensaste al ver el gesto de su mano. otro, valiente, no lloraba, no apretaba los dientes, no bajaba la mirada de tu mirada. «y éste es el más pendejo», pensaste otra vez.

–bien, jotitos –dijiste tú sin dejar de encañonarlos y escupiendo sangre. ahora díganme ¿cómo le vamos a hacer?

–¿de qué o qué? –dijo el valiente.

–¿cómo que de qué?, chamaco pendejo –escupiste sangre otra vez–, pues cómo le vamos a hacer con la putiza que me dieron, con mis costillas sumidas, con los dientes que perdí, con la lumbre que me querían prender.

–perdón, carnal... –dijo uno sin levantar la jeta, nomás mascullando.

–no nos mates... –soltó otro por allá igual de puto que el primero.

pero el valiente siguió callado..., hasta que habló:

–ya mataste al chiltepín..., ya estuvo –pero no lo dijo con respeto el putito, lo dijo con orgullo, como si fuera tu obligación.

–no, mi rey, ¿cómo vas a creer? –contestaste desde lo más profundo del rencor. lo justo deveras sería plomearlos a todos por pasaditos de verga. ahí sí quedaríamos a mano.

guardaron silencio y aprovechaste para proponer una de esas ideas macabras que se cocinan en tu cabeza. si te hubieras quedado con los testigos de jehová seguro esas ideas se habrían acabado; seguramente el israel hubiera terminado haciéndose un campito en tu cabeza y el mazacuate hubiera desalojado el recinto craneal. pero no fue así, eso de andar partido en dos haciéndole más caso al mazacuate que al israel es el origen de todos tus problemas, de todas tus desventuras.

–el pedo es que en esta pistola nomás traigo tres balas y ustedes son cinco, si no, me cae que me los quebraba a todos...; así que, si bien me va, se van a morir tres antes de que los otros dos me partan toda mi madre y me maten a palos o a mordidas o este pendejo me meta un plomazo con el fogón que trae en la cintura –señalaste al del arma con el cañón de tu 38, luego hiciste un silencio largo para darles chance a que comenzaran a entender lo que les estabas proponiendo. eso, o ponen las carteras, las cadenas, los relojes y el arma en esta bolsa y luego se van calladitos y de puntitas a chingar a sus perras madres.

todos agacharon la cabeza. incluso alguno sollozaba. pero el valiente como que quiso ser valiente. ese es el pedo de los valientes, mazacuate, si lo sabrás tú, que se envalentonan en el momento menos oportuno.

–¿y si nomás nos estás cuenteando y ya no traes ni un pinche tiro, viejo culero?

otra vez no contestaste, tu respuesta fue meterle un plomazo en la mera panza para quitarle lo valiente al valiente.

el disparo retumbó en todo el barrio y se fue alejando en el silencio de la noche de ecatepec igual que el otro.

luego todo otra vez mudo.

mucho tiempo.

mucho tiempo mudo.

nadie se asomó de ninguna ventana, ninguna luz se encendió siquiera con este segundo disparo porque en ecatepec las calles de noche son solo para los asesinos, como tú, mazacuate; o como esa pandilla de pequeños hijos de puta que te iban a echar lumbre.

el valiente cayó palidecido, cagado de miedo, pero vivo; tapándose el hoyo de la panza con las manos y pujando.

–ya nomás me quedan dos tiros, jotitos… ¿quién sigue? –dijiste entendiendo que en verdad te iba a cargar la verga. «hasta aquí llegaste, mazacuate», pensabas, «orita que se animen sueltas los dos tiros que te sobran y te entregas al señor».

∞∞∞

pero no pasó eso sino lo otro, es decir, el silencio y la inmovilidad de los escuincles hijos de putas: nadie se animó a morir por el otro. nadie quiso perder la vida a cambió de que los que quedaran vivos vengaran su muerte. menos mal que se fue a la verga el tiempo de los mártires.

después de unos segundos y con las sombras de ecatepec a tus espaldas, continuaste:

–mejor, pelinques…, mejor –y estiraste una bolsa nailon para que la fueran llenando de relojes y carteras y navajas y armas.

pero ¡ay inocente de ti, mazacuate que pensaste que las muertes se pagan solas! ¡ay inocente de ti que creíste que los años de testigo de jehová eran un contrapeso suficiente para expiar tus culpas!

y no.

obviamente.

obviamente no.

meses después, cuando ya pensabas que el pedo de los difuntos había caducado, te cayó la voladora en forma de catorce judiciales que te apañaron, te tehuacanearon, te achicalaron, te gasearon, te levantaron y de un día para otro ya estabas haciendo fila en santa martha acatitla por segunda vez: ahora te ibas a aventar la secundaria: del 95 al 97.

∞∞∞

lo bueno de haber entrado en el 95 es que saliste dos años después, en el 97. claro que eso no cubre ni de chiste las dos muertes que traías a cuestas, mazacuate, pero se ve que algo del halo luminoso de los testigos de jehová seguía contigo porque al final resultó que los difuntos no fueron difuntos.

te salvaste de sesenta y cuatro años de prisión, carnal.

«te salvaron los levíticos», te dijo israel.

«¡a la verga!», contestó el mazacuate, «te salvaron tus güevotes».

resulta que ninguno de los dos escuinclitos caguengues se murió, mazacuate; nomás se atarantaron con los plomazos. al primero la bala le atravesó el esófago, pero no agarró vena. lo que sí es que rasguñó las cuerdas vocales y ahora el caguengue habla gangoso…, pero nada más. al segundo la bala le entró y le salió por la pura panza. ni un órgano ni un hueso siquiera. nomás hubo que llevarlo de urgencia al hospital porque se estaba desangrando como puerco. sangre y mierda, es lo único que le salía por el agujero que le hizo la bala calibre 38 que salió del arma que tu empuñabas, mazacuate.

saliste con la condición de asumir los gastos de hospitalización, rehabilitación, recuperación y un chingo de etcéteras. saliste bien regañado por el señor juez. saliste y te cayó mal salir porque ya te estabas acostumbrando a la prisión. en tu celda te mirabas al cachito de espejo que guardabas debajo de una baldosa y desde tu reflejo te decías: «de aquí eres, mazacuate; no de ese otro lugar a donde te quería llevar el pendejo del israel». duplicado que has andado siempre, mazacuate, israel. duplicado y vuelto loco; o vuelto loco por duplicado.

la cárcel no es de juguete, carnal. así que ahí lo malo se acabó de pudrir: tocaste fondo. te bocabajearon, te violaron, te tatuaron con aguja de jeringa, te mazapanearon; te obligaron a meterte chochos por el culo para pasarlos de un patio a otro. la cárcel no es de juguete, mazacuate, y cada noche, mirando cómo iba cambiando tu gesto en el cacho de espejo que escondías debajo de la baldosa, ibas pensando que mejor israel y no mazacuate porque vivir en esa mierda es estar muriendo a cachos. volvieron los levíticos, carnal. la oración. la fe. repetías de memoria frases y versículos arrinconados en tu sistema nervioso central: «*asimismo esta es la ley del sacrificio por la culpa; es cosa muy santa*». y volvían las lágrimas que soltabas hacia dentro porque si en la cárcel te ven llorar ya valiste verga el resto de tu vida, adentro o afuera.

noches enteras de oración a partir de entonces. con vehemencia pediste a los guardias y a la administración una biblia hasta que la conseguiste a cambio de llevar mota de un patio a otro. despedazada tu biblia pero biblia al fin te dio la oportunidad de retomar la oración noche tras noche. te arrodillabas en medio del olor a patas, en medio de los otros once compas que ocupaban la celda diseñada para seis y te arrancabas con los levíticos, o el nehemías, o el deuteronomio, o el esdras, porque esos fueron los libros con que te redimieron las dos testigas y el testigo que ahora sostenías en tu memoria como seres de otra galaxia, divinos, xenomorfos, auténticos arcángeles caídos del cielo y venidos solo para salvarte, para hacerte salvo, israel.

tanto fue tu fervor, tanta tu fe, tanta tu oración que en la cárcel te cambiaron el nombre y no fuiste más mazacuate ni israel sino *el testículo de jehová* que a los meses terminó por ser solo *el testículo*. nunca cambiaste a *huevo o güevo*, mazacuate, quién sabe por qué designios misteriosos del señor. en la cárcel siempre fuiste *el testículo.*

triplicado, cabrón, para acabarla de chingar. y a veces te preguntabas si el nuevo nombre había sido el castigo divino por ser un puerco; y otras te preguntabas si de ahora en adelante ya no habría más mazacuate ni israel sino puro testículo puro.

en tu casa que no tienes, que nunca has tenido: *testículo.*

en tu trabajo que ni siquiera sabes cuál es: *testículo.*

en tu barrio: *testículo.*

en la puta calle donde terminaste: *testículo.*

pero los caminos del señor son inexplicables, hemos dicho, y el milagro se consumó:

fuiste elegido por jehová para ser liberado.

entendiste que fue él quien desvió la bala para no perforar la yugular del primer caguengue y no tocar órgano en la trayectoria del segundo. él quien ahora te llegaba en forma de regañiza del juez y te daba la libertad a cambio de que asumieras los gastos médicos y de rehabilitación de los dos plomeados.

«nomás pongas un pie en la calle te van a matar, mazacuate», te decía el mazacuate desde el fondo de tu conciencia.

«entonces moriré en paz», contestaba israel desde el otro lado de ti.

«estos dos pendejos te van a volver loco», intervenía entonces el testículo.

triplicado que desde entonces anduviste, mazacuate.

«¡a la verga!», decías desde quién sabe cuál de los tres.

∞∞∞

nada más salir en el 97 fuiste a enterrar a tu prima de ecatepec.

pareciera que nomás a ti te estaba esperando.

también comenzaste a ruletear un taxi con la intención de juntar un varo antes de ir a apersonarte delante de los padres de los dos caguengues con un fajo de billetes y decirles con humildad, con caridad, con arrepentimiento del bueno: «sé que no les puedo pagar lo que les hice, pero sé también que si no lo hubiera hecho ahora yo estaría chamuscado. sin embargo, me arrepiento de a deveras. quizá hubiera sido mejor morir en el fuego y entregarme al señor. pese a todo aquí estoy por voluntad de jehová, y aquí les traigo esto que no compensa en nada más que en los gastos que tuvieron que hacer», y dejarías el fajo de billetes de a doscientos en las manos de los padres de los caguengues; y les lanzarías una bendición desde lo profundo y le soltarías un versículo adecuado, aunque no entendieran ni madres, ni ellos ni tú: «*el que ofreciere sacrificio de paz a jehová, traerá su ofrenda del sacrificio de paz ante jehová*».

saliste a tiempo, decíamos, para enterrar a tu prima de ecatepec.

agarraste tu taxi y pusiste en la guatera la biblia deshecha de la prisión. le echaste ganas, mazacuate, israel, testículo. alquilaste un cuartito en una azotea y salías a trabajar de cinco a.m. a diez p.m.

ni amigos ni nalgas ni drogas.

nomás trabajo y oración.

pero la adicción tiene las uñas muy largas y hace que tu cerebro de origami conecte cosas que no están conectadas. trenza acontecimientos separados. asume que una cosa es consecuencia de la otra y que si pasa esto hay que hacer esto otro. así, aquel día en que te robaron el coche a punta de pistola, en calzones a media calle y a media noche, decidiste desde el mazacuate que eras más testículo que nunca y volviste a las andadas, israel.

∞∞∞

el pedo es que volver a las andadas es bien fácil, carnal. basta con echar un telefonazo aquí y otro allá para que ya esté la banda asomando las nalgas por los rincones y dispuestos a compartir un pedacito de cagada.

fácil, testículo,

volviste al conecte y al bisnes y a la podredumbre y al olor a orines.

fácil al robo de llantas, de coches, de motos, de espejos, de calaveras.

el pedo real, sin embargo, fue volver con los afectos, con los cariños, con los amores. y para ti el amor no es más que una colilla de cigarro aplastada en un cenicero de hotel de paso; el amor es un perro que te pela los dientes si te le acercas; el amor es una vena inflamada por la jeringa; el amor eso que te hace sentir bonito para luego hacerte sentir feo; el amor es la cacharpo a quien no habías vuelto a ver desde hacía años cuando la dejaste colgada con aquel retraso en su regla que en una de esas ahora tiene un nombre y sonríe y camina y pide de comer y si te acercas capaz que de *papá* no te baja.

su puta madre, testículo, otra cosa se te hubiera ocurrido en vez de ir a buscar a la cacharpo.

te recibió a golpes, faltaba más.

y tú ni cuenta te diste de por dónde te estaban cayendo los putazos. llegaste al predio donde rentaba, abriste la reja, subiste las escaleras que daban a la azotea y te apersonaste frente a su cuarto. tocaste con una moneda su puerta de lámina pero no abrió, así que insististe. no sabías, testículo, que la cacharpo estaba llegando en ese momento y desde que se bajó del pesero a lo lejos te columbró pendejeando en su azotea y se le encendieron las mentadas de madre en la garganta. pero se aguantó los gritos la cacharpo nomás para poder acercarse quedito, subir las escaleras como gata, arrimarse a tus espaldas y, cuando te tuvo a una distancia de piñata, sorrajarte el primer putazo en la cabeza con una botella de caguama que había recogido al pie de las escaleras.

te tambaleaste, pero no caíste, testículo, aguantaste el primero y el segundo a puño cerrado. ya chorreabas sangre cuando le pudiste dar la cara. ahí estaba ella, delante de ti, empuñando el pico de una botella rota en la derecha y echando espuma por el hocico.

«hasta aquí llegaste, mazacuate», escuchaste la voz del testículo en tu cabeza.

pero supiste que no, cuando viste que la cacharpo soltaba el pico de la botella y a mano limpia te soltaba el tercer putazo.

∞∞∞

amaneciste entre sus carnes, testículo.

bien puteado de la cabeza y bien cogido entre sus piernas.

sedita como vientecito de primavera, parpadeándole con tus hermosos ojazos de yonky.

y ella feliz.

con sonrisitas y todo.

bien cogida también y adolorida de las manos por los madrazos que te embrocó.

–ni se te ocurra volver a largarte –te dijo dándote besitos en la rajada de tu cabeza.

–yo no quería, cacharpo. pero estoy muy pendejo para ser padre.

–ese no es pedo, mi rey, ya te lo he dicho. de los hijos yo me encargo si nacen, o yo me encargo de que no haiga –y abrió las piernas y repegó su pelvis a tu muslo para que sintieras la humedad y el calorcito de sus labios otra vez calientes.

esa misma tarde fue cuando te lo propuso, testículo. malaya. de ella fue la idea y tú la recibiste como agua bendita.

–ya no te vayas, mazacuatito –así te dice cuando se siente dulce, tiernita–: por favor.

–pero ¿qué chingados voy a hacer aquí, cacharpo?

–te tengo un bisnes –dijo, y te propuso el negocito.

blandito que tú eres, testículo, luego-luego le dijiste qué sí, y hasta ajustaste algunos detalles para minimizar los riesgos.

–va –le dijiste–, pero hay que invitar a mi sobrino.

la cacharpo se alzó de hombros como preguntando de quién chingados hablabas.

–el frente·de·olla –aclaraste, y a la cacharpo le brillaron los ojitos.

∞∞∞

cómo chingados adivinar, testículo, mazacuate, israel, que después de cuatro atracos exitosos, en el quinto el frente·de·olla iba a caer desplomado a medio pasillo. si todo iba bien. la cacharpo había hecho su chamba, le había puesto el dedo a un pendejo chofer cumbianchero y lo traía indefenso de tan pedo.

todo iba bien, carnal, habían abordado el pesero echando culebras por el hocico y habían amagado al personal a mentadas de madre y vergas voladoras.

todo iba bien, israel, el frente·de·olla se había quedado vigilando al pasaje y tú ya le habías recetado un mazapanazo a una escuincla que se estaba poniendo rejega y le habías botado los audífonos de diadema que, a mitad del pasillo, soltaban una rola de joan sebastian apenas audible.

todo iba bien, testículo, ya estabas basculeando a la raza de a uno por uno.

todo iba bien, mazacuate, hasta que el pendejo del frente·de·olla comenzó a boquear como mojarra fuera del agua;

luego peló los ojos y como que algo te quiso decir justo cuando echó un borbotón de sangre por la boca y se desplomó

como costal de elotes;

y cayó inconsciente a mitad del pasillo del microbús,

callando por fin al joan sebastian porque el vato cayó justo sobre los audífonos de diadema de la chava que acababas de cachetear.

cuatro:

el frente·de·olla

el frente·de·olla apunta su arma a los pasajeros. avienta pequeños grumos de saliva en cada mentada de madre. respira con dificultad y aprieta los labios al sentir como la lengua no le obedece al momento de decir palabra. sacude la cabeza porque siente que la realidad se le desploma. sujeta el arma con desesperación y amenaza a uno y a otra.

decide disparar.

va a disparar.

si no fuera porque el dedo índice no le responde ya hubiera apretado el gatillo ¡y que se lleve la verga a quien se tenga que llevar la verga!

alza los ojos en busca del mazacuate, y como que le quiere gritar: «¡testículo!», decirle, pero solo gime, o muge, o gruñe, o grazna, o dice algo ininteligible porque la boca ya se le está yendo de lado.

alcanza a ver cómo una chava de pie frente a él, le clava la mirada y cómo también, otro hombre se planta desafiante a su derecha. el frente·de·olla no sabe que este hombre es el beltrán que por alguna extraña razón ha decido confrontarlo. también ignora que esa chava es artemisa y que está harta de andarse escondiendo y agachando la cabeza y es por eso que lo mira sin miedo.

el frente·de·olla siente una rabia inmensa porque a él ningún flaco pendejo se le pone al brinco y ninguna escuincla nalgas·meadas lo reta con la mirada; pero hoy le cayó el chahuistle y aquí le traigo su insuficiencia respiratoria, carnal, y sus boqueadas de mojarra fuera el agua, y su baba espumeando por el hocico, y su mirada desorbitada, y esta realidad que de un chingadazo se funde a negro y el frente·de·olla pela los ojos y como que algo quiere decir justo cuando echa un borbotón de sangre por la boca y

se desploma como costal de elotes;

y cae inconsciente a mitad del pasillo del microbús, justo sobre los audífonos de diadema de artemisa que están ahí tirados, callando por fin al joan sebastian.

∞∞∞

las luces de la ciudad te iluminan el rostro y te hacen ver como un ser luminoso: resplandeces. son las ocho con veintidós, lo sabes porque lo acabas de ver en el reloj de la catedral. nada podría ahora mismo quitarte la sonrisa. ¿hace cuánto tiempo no sonreías? o mejor, ¿hace cuánto tiempo no sonreías desde tan adentro?

viniste al centro histórico del df a comprar ropa.

ropa para bebé.

ropa para tu bebé.

tu hijo que aún no nace pero sabes que sí, que ya, que

pronto, que en unos meses más tendrás en tus brazos algo de ti. al menos eso te dijo la mariana. te lo dijo ayer, mientras cogían. te estaba montando y al ritmo de sus caderas te lo soltó:

«estoy embarazada».

pero tú ni caso hiciste porque nadie en tu pinche vida te había cogido como la mariana. nadie movía las caderas con tanta destreza, nadie arrimaba los pechos llenos y autónomos como dos seres irreales. vivos sus pechos que untaba a tu boca, a tus párpados cerrados, a tu cuello, a tus tetillas. vivos sus pechos llenos y redondos, hermosos que sujetabas en tus manos, que mordías a veces con suavidad y a veces con furia porque saberte dentro de ella cuando estabas dentro de ella te hacía perder el sentido.

«dentro de mí», murmuraba cuando cogían, «te tengo dentro de mí», te decía y buscaba tu mirada, buscaba tus ojos, te veía profundo y movía las caderas para hacerte sentir lo que estaba diciendo: «dentro de mí, javier. te tengo dentro de mí».

y esa sensación se duplicaba en ti: sentías por un lado como las paredes húmedas de su sexo rodeaban el tuyo, lo arropaban, lo recogían, lo rodeaban, lo envolvían y como ese hecho se duplicaba en su boca: «dentro de mí, javier. te tengo dentro de mí».

no sabías entonces dónde poner esas palabras, esos mensajes subterráneos que venían a ocupar tus órganos y a colmarlos de algo muy parecido al amor, pese a que te caga el amor.

«más adentro, javier», reiteraba y se abría de piernas para que tú pudieras ir más profundo.

entrabas entonces en un estado de trance.

dejabas de estar aquí en esta piedra que le da vueltas al sol, en este mugrero que es ecatepec y te trasladabas a espacios siderales, cósmicos, maravillosos.

«mejor que el cristal», le confesaste un día a tu tío, el mazacuate.

–no te enamores, pendejo –te contestó él desde sus años de prisión, desde su paso por los testigos de jehová, desde su vastísima experiencia. acuérdate que el que se enamora pierde.

«estás dentro de mí, javier», te decía la mariana y tú entendías eso en toda su profundidad. estar dentro de ella significaba estar a salvo, limpio, nuevo, nonato, protegido de la vida y del alcohol y de las drogas y de la muerte de tus padres tan cerca una de la otra.

estar dentro de ella significaba la paz y la salud y la ausencia absoluta de problemas: tener que trabajar en el taxi, día tras día, chingo de horas, bajo este sol impío del df que hace arder no solo el pellejo sino la sangre y enfurece a los conductores al grado de agarrase a madrazo·limpio en cualquier semáforo nomás porque te tocaron el claxon y hoy no amanecí de humor, pedazo de pendejo, y ya estás buscado debajo del asiento tu pequeño bat para atizarle unos putazos al infeliz del otro coche. aunque en el fondo te mueres de miedo, frente·de·olla, porque tú no eres de pleito. pero cocinado en el pinche taxi durante horas el calor se te va acumulando en la cabeza hasta que estalla convertido en ira y ¡chinguen a su puta madre bola de jijos de la verga! y te entran las ganas de tener un tubo para romper parabrisas a diestra y siniestra.

pero, cámara perro, que el otro puto también trae con qué. y no es bat pero si un bastón de acero con el que se asegura el volante de los coches. y en medio del eje central lázaro cárdenas y la calzada vallejo se encaran los dos cabrones asoleados, insolados, iracundos y dispuestos a reventarse el hocico nomás para sacarse tantito la frustración. en tu caso la frustración de llevar nueve horas aplanando el culo en el asiento del taxi para conseguir nomás doscientos pinches pesos que servirán para unos tacos y llenarle el tanque al tsuro 2002; y en el de él, la frustración de no haber visto la luz del día porque se la pasa refundido en su cubículo alumbrado con luz de tubo como pollo de criadero de mc donalds.

ahí están los dos, animales endémicos de esta ciudad, salpicando pequeñas gotas de saliva en cada mentada de madre, amenazantes y amenazados uno con su bat y el otro con su bastón de hierro mientras la raza ya detuvo sus coches y ya los manda a la verga y les pinta huevos y los aturde a claxonazos porque lo que quieren es llegar a sus casas lo antes posible para tirarse en el sofá, zafarse los zapatos y encender la tele que los desenchufe de esta realidad tan desgastada y tan desgastante, y los traslade a otro sitio donde se sientan por unos minutos tan siquiera un poquito menos unos pobres·diablos.

«¡rómpanse su madre donde no estorben, par de culeros!», escuchan los gritos entre tanto pinche claxon y sienten cómo el calor se les va bajando porque en realidad no quieren romperse la cabeza; no por un cerrón, no por una mentada de madre. si al menos fuera por un varo, por unos clavos, por un bonchecito de billetes, por la plata, pues así sí lo pensarías, así sí estarías dispuesto a pedirle otro paro a tu cuate el emepé para que te hiciera la valona y no te entambaran por romperle el cráneo al conductor de ese chevy.

pero romperse la cabeza con un bat nomás por un cerrón y una mentada de madre no vale la pena. es más lo único que querías era que el conductor del chevy al verte decidido con tu bat se culeara y te dijera: «ahí muere, carnal. no hagamos más grueso el pedo». pero te salió valiente el valiente y sacó su bastón y entonces la cosa se puso seria. aunque seguramente él pensaba lo mismo: «ahorita salgo con el bastón y al pendejo taxista se le arruga».

pero cuál gorrita si es su pelo, el taxista eras tú y traías un bat.

lo bueno es que entre bueyes no hay cornadas y perro no come perro y los dos se perdonan la vida. muy acá, los dos, muy madres.

–órale wey: ahí muere –dice el conductor del chevy.

–va que va, culero, ahí muere –dices tú.

y ambos buscan sus sendos carros todos desvencijados y circulan liberando el tapón que se había organizado a mitad de lázaro cárdenas y vallejo nomás por andar de picudos.

∞∞∞

por eso te gusta estar dentro de la mariana, frente·de·olla. por eso y porque tu realidad en casi todos lados es igual menos ahí, dentro de ella. ahí dentro es diferente.

desde la primera vez lo fue.

lo recuerdas bien, estaban en tu casa cuando tu padre aún vivía. se metieron a tu cuarto en plena madrugada y ahí, iluminada por la lamparita de buró, la mariana se chispó la blusa y pudiste ver sus pechos llenos y autónomos como dos seres irreales. supiste entonces, frente·de·olla, que el sentido de tu vida tenía sentido.

«china», le dices a la mariana de cariño; ya después explicaremos por qué.

era lo más hermoso, sus pechos. su vientre sí, sus caderas sí, sus delgadas piernas sí, su cuello sí, sus labios al besarte sí. pero sus pechos no eran terrenales, estaban constituidos por otro elemento extraterrestre, o imposible, o sagrado.

sus pechos que pendían leves y espesos, siempre calientes en tu boca, o en tu cuello, o sostenían tu verga y la frotaban y la hacían estallar entre ellos trazando estelas que los recorrían lentamente desde la cima hasta la base. y luego, la mariana recogía tu semen con los dedos y se los llevaba a la boca para saborearlo como el panadero que saborea la masa del pan.

«quiero tu esperma dentro de mí, javier. siempre. dentro de mí», te dice la mariana chupándose los dedos.

«sí, china, sí», apenas contestas tú y te vuelves loco porque venirte dentro de ella significaba estar dentro de ella, por cualquier lugar pero dentro de ella. en sus entrañas soltar tus líquidos para que la huella de ti siga en ella aún estado lejos.

por eso andas contento, frente·de·olla, porque al fin vas a estar en ella por mucho tiempo, quizá para siempre porque ese hijo que van a tener será por siempre hijo de los dos y eso te pone contento.

también porque ella es la única que te llama por tu nombre: javier. ni siquiera tu padre porque él te decía cachafás y el resto del mundo te dice frente·de·olla: será por la pinche frentota que te cargas y que intentas disimular con el flequillo estilo ecatepec.

tu padre se acaba de ir, cachafás.

es decir, se murió.

así, solito, nomás porque ya era hora de que se muriera se murió.

sin enfermedades ni padecimientos ni accidentes ni nada. «se murió porque ya era hora de que se muriera», le dijiste a tu tío el mazacuate, cuñado de tu padre y único pariente a tu entender.

ni al velatorio te acompañó el culero. ni un abrazo ni una palabra de consuelo; al contrario, nomás enterarse te llamó y te dijo que si podía caerle a tu jaus unos días. «dame chance, sobrino. no seas culero. al fin ya te sobra un cuarto».

y tú, quién sabe por qué, no lo mandaste derechito a verga. quién sabe qué poderes tiene ese culero sobre ti, frente·de·olla. lo bueno es que tampoco le dijiste que sí.

–nel, tío. primero voy a enterrar a mi jefe y ya luego veré qué hago.

–¡yastás peinao patrás! –dijo el mazacuate con sus aires de gandul.

nomás te acompañó la mariana, frente·de·olla. solitos los dos llevaron a tu muerto al crematorio municipal, le medio rezaron un padre nuestro y tantán.

–no sé rezar, china –le dijiste a la mariana en el velatorio, con el féretro de tu padre delante.

–tú nomás sígueme, javier, repite lo que yo.

y se soltó con un ángel de la guarda y luego un padre nuestro y párale de contar. después todo volvió a lo mismo de antes. igualito. idéntico.

pero a veces si te cae la soledad, frente·de·olla. como que la casa te queda grande pese a que nomás son dos pinches cuartos. como que ya te está entrando la apuración de que la mariana se venga de una vez y aquí mero comiencen a preparar el cuarto del bebé. su hijo, tu hijo, el hijo de ambos.

también la mariana podría ayudarte a levantar las plantitas de tu padre, porque desde que se fue los helechos y los coleos y los tulipanes y los chinos y las amapolas se están acabando. se han ido poco a poco apocando por más que las riegas a sus horas y en sus días. como que extrañan a tu padre, frente·de·olla; como que les hace falta.

∞∞∞

tu padre se fue, dijimos, pero antes de eso, meses antes, dejó de hablar.

contigo y con todos.

quién sabe por qué. los doctores de la clínica·22 dijeron que era una enfermedad: «mutismo selectivo», dijeron. y tú como que crees que es verdad porque al último ya nomás hablaba con la mariana, contigo y con sus plantas;

luego nomás contigo y con sus plantas;

y al final ya nomás con sus plantas.

ni contestaba el teléfono, ni le abría la puerta a los vecinos, ni a los vendedores, ni daba los buenos días cuando salía a barrer la acera. mudo el cabrón, pero eso sí, frente a sus plantas cháchara y cháchara al grado de soltar risitas platicando con lo coleos o contarle chistes a los helechos.

se fue mermado tu padre, cachafás, se fue haciendo pequeñito, pequeñito hasta que un día amaneció serio y extendido, flácido, suelto en la cama: bien muerto.

esa fue una buena oportunidad para llorar, frente·de·olla, y no la desperdiciaste. soltaste las de san pedro sobre el pequeño cuerpo de tu padre, ahora sí bien mudo, mudo para siempre. tuviste entonces que apechugar con los gastos funerarios porque el municipio lo único que hace es prestarte una sala para velarlo y luego le echan lumbre.

nada de entierros porque en ecatepec hay más muertos que enterradores y funerarias y hay que deshacerse de los cuerpos pronto.

además no hay panteón que dé abasto a tanto cadáver.

lumbre y listo.

no vaya a ser que nos llenemos de muertos y ecatepec deje de oler a basura y mierda y comience a oler a putrefacción.

los velaste solo con la mariana, dijimos. y en mitad del velorio como que se te iba dibujando una sonrisa nomás de pensar que ya tenías casa para ti y para la mariana y para el bebé. una casa toda fondeada y dada a la verga pero con techo. un lugar donde pode criar a tus hijos porque tú no ibas a cometer el mismo error de tus padres de nomás tener un hijo y ya.

nel, ni madres. tú mínimo cinco, para asegurar el futuro y la vejez y los gastos del velorio.

∞∞∞

desde la muerte de tu padre solo la mariana te llama javier, javier. eso es muy importante. solo ella, la mariana que aún no cumple los veinte pero que ya coge como de cuarenta: bien experimentada, la flaquita, verdad de dios.

«javier», te dice y no frente·de·olla como te dicen en el barrio, en la cuadra, en otras colonias donde mercas llantas, en los tacos de la esquina, en el congal donde a veces te vas de putas, en la familia que se reduce a un tío a quien ya conocemos: le dicen el testículo pero se llama israel y en el barrio lo conocen como el mazacuate.

aunque a decir verdad hubo alguien más que te dijo por tu nombre. fue un agente del ministerio público delante del que te llevaron por andar robando llantas a los coches estacionados en el barrio.

como el taxi no deja más que para malvivir le entraste al robo de llantas, frente·de·olla. y no te fue mal, no te va mal. cero pedos gordos, nomás dos o tres trompitos aquí y allá para ir completando la quincena.

–¿así que salió zorro el muchachito? –te dijo el agente del ministerio público y se cruzó de brazos.

te habían torcido cuatro polis botijones y empistolados que ya te andaban campaneando. te venadearon, frente·de·olla, algún culero te puso el dedo y los pinches puercos ya nomás te estaban esperando. en cuanto los viste, unos de un lado de la calle y otros del otro, supiste que eso era traición. ni de pedo la hiciste, no te gustan los vergatanazos a decir verdad. así que nomás alzaste las manos y cerraste los ojos y apretaste los dientes porque sabes que eso no sólo es cosa de cárcel sino también de dos o tres cachetadones.

así que ahí estabas, frente·de·olla, delante del ministerio público que se desenmascaró y te habló al chile:

–entonces qué, javier… ¿cómo nos vamos a arreglar? –te dijo el ministerio público y tú supiste que se refería a varo, como casi todo es este pinche país.

–nomás déjame salir, emepé, y te traigo tres de quinientos –no eres bueno para los putazos, cabrón, pero cómo eres bueno pal bisnes, mi rey.

–dóblate, javier, no seas tacaño. y ni creas que allá afuera, eh. que te acompañe téllez al teléfono y que te traigan aquí el camarón.

ni pedo, frente·de·olla, tuviste que conseguir tres mil varos para salir del pedo. te los prestó el pitorcas porque para no variar cuando le llamaste a tu tío, el mazacuate, casi te mienta la madre porque yo no quiero saber ni madres de la ley, pendejo. parece que no sabes quién soy; y a la mariana ni le quisiste hablar porque los pedos de hombres se arreglan como hombres te había dicho tu tío en alguna ocasión.

poco le duraron las tres mil bolas al emepé, porque esa noche cuando salió de su chamba en la delegación ya lo estabas esperando junto con el pitorcas y el aguas·negras. lo toparon en la esquina y le regresaste el mensajito al culero, sin violencia porque a ti no te gustan los putazos:

–entonces qué, mi emepé… ¿cómo nos vamos a arreglar?

y el wey ni gestos hizo, sabía que en su territorio él era el padrote, pero en tu territorio, tú. nomás sonrío y te devolvió los seis billetes de quinientos que horas antes le habías dado. pero eres una lacra, frente·de·olla, eres una lacra que prefiere la extorsión a la violencia y desde ahí buscaste venganza:

–dóblate, mi emepé, no seas tacaño.

y al wey no le quedó de otra más que sacar otros de a quinientos y unos cuantos de a doscientos y ponerlos en tus manos. luego te dijo en tono de amenaza:

–a mano, javier. nos vemos pronto.

y tú supiste que ese "*nos vemos pronto*" era una amenaza. "*nos vemos pronto*" quería decir: te voy a venadear, culero. te voy a poner un cuatro y caerás de nuevo a la delegación; y como ese es mi territorio te voy a refundir. y ahí sí ni quien te salve, perro. nomás para que se te quite lo culero y lo vale verga.

y tú supiste entender el mensaje, frente·de·olla, y como no querías pedos sino alianzas, como no andabas en busca de broncas sino de paros, como entendiste que un emepé sirve mucho más de amigo que de enemigo, lo pensaste un momento y ya que se estaba alejando le pegaste un grito:

–¡ese mi emepé!

él se giró despacio, entendiendo que habías entendido.

–dime.

–aguanten aquí –les dijiste al pitorcas y al aguas·negras y fuiste hacia él.

–era broma, mi rey –dijiste al momento en que le estiraste completito el dinero–: este varo es todito suyo. y ahí le van otros mil porque yo sé que en estos días siete mil bolas no sirven para una chingada.

así nació esa amistad inquebrantable que llevas con el emepé. esa amistad que te ha sacado de pedos bien hediondos. esa alianza que ha trascendido a pedas de días, a juergas y parrandas. hasta quisiste, años después, que fuera él quien te casara con la mariana.

–cásame, emepé, no seas culero.

–no puedo, cabrón, soy ministerio público no juez.

–es igual. cásanos, no seas culero.

y los casó.

y la boda estuvo chida con su banda y su puerco en carnitas. sin luna de miel porque en ecatepec no hay luna y cuando llega a haber nomás se asoma tosiquienta detrás de la nata de polución que siempre cubre este cielo.

∞∞∞

mucho más ruco que tú el emepé pero bien jalador. ha de tener como cincuenta el viejo pero que chulas pedas se ponen juntos, frente·de·olla. han recorrido puteros y cabarets y cantinas y taquerías de toda la zona sin miedo a la delincuencia porque los delincuentes son ustedes.

«voy a invitar al emepé de padrino de mija», piensas, javier, porque tu padre ya se fue, es decir, está muerto; y tu tío el mazacuate es un hijo de las mil vergas que todo le importa un pito. y por si fuera poco el puto después de la última prisión ya no dio golpe y se la pasó en la briaga día y noche arrimado a veces con su mujer, la cacharpo, y a veces en cualquier banqueta hasta que terminó viviendo en la vil calle.

dos veces cayó a prisión tu tío el mazacuate. y lo malo es que en asuntos de homicidio a mano armada no hay manera de que un simple agente del ministerio público pueda parar el pedo; si no, me cae que le hubieras pedido al emepé que moviera sus hilos mágicos y lo dejaran libre a cualquier precio. «te hubiera costado millones, mijo», te dijo el emepé cuando se lo contaste.

–no hay pedo, los hubiéramos conseguido.

–el pedo, mi frente·de·olla –te dijo agarrándote recio de la nuca y pegando su frente a tu frentota–, es que todavía no sabes distinguir lo que es "usar el varo" y "tirar el varo". con el mazacuate es "tirar el varo"..., te lo digo yo que, evidentemente, soy más listo que tú.

y por tu cabeza pasó que tu hija y la mariana era lo único que se te ocurría para "usar el varo". eso y las plantas de tu padre que se estaban poniendo pelinques quién sabe por qué.

de todas maneras tu tío el mazacuate salió libre después de un par de años nomás. se le acomodaron los astros al puercoespín y pa'fuera que aquí apestas y necesitamos tu catre para otro malandro de a deveras.

el caso es que los difuntos no eran difuntos.

él pensó que se había quebrado a dos y al final resultó que nel. vivieron ambos.

ni un muertito hubo.

por otra parte un señor juez analizó su caso y se supo que los escuincles caguengues pretendían echarle lumbre al vato así que se alegó legítima defensa.

«cero, cero», pensó el señor juez que analizaba el caso. «échenlo pa' fuera».

∞∞∞

–estoy embarazada –te dijo la mariana ayer mientras cogían.

–vas a ser papá, javier –reiteró porque se dio cuenta de que tú no te habías dado cuenta.

entonces te detuvo, te sacó del trance de sus pechos, te miró a los ojos profundamente y te lo repitió despacio, como queriendo que cada palabra se te metiera en los pulmones:

–estoy embarazada, javier. vas a ser papá.

nunca, nunca, nunca habías sentido algo tan bonito dentro. ni con todas las otras culeras que ya habías estado, ni todos los palos, ni las mamadas de chóstomo, ni la adrenalina de robar llantas, ni regar las plantitas de tu papá, ni los besos de las chavas que mejor te han besado, javier. nada igual a esa sensación que te estaba colmando el cuerpo:

un hijo.

un hijo tuyo.

un hijo tuyo y de la mariana.

mitad y mitad.

un hijo que iba a nacer en seis o siete meses y que para entonces debías ya de tener todo el pedo a punto de turrón.

al día siguiente en chinga se apersonaron no en la clínica·22 de siempre porque para eso trabajo, mi reina, para pagarle a mi familia los estudios en clínica particular. así que fueron a unos laboratorios del doctor simi en aragón, pasando la avenida central y ahí mero pagaste los cuatrocientos cincuenta varos del estudio.

salieron de ahí un par de horas después con la ecografía en las manos.

locos y sonrientes creyendo que se iluminaban por la luna cuando en realidad los iluminaba la luz de los coches vueltos madres sobre la avenida; porque hemos dicho ya, que en ecatepec no hay luna y cuando llega a haber nomás se asoma tosiquienta detrás de la nata de polución que siempre cubre este cielo.

ahora aquí andas, frente·de·olla, contentote en el centro histórico de esta ciudad porque viniste a comprar pañales y ropa para la pequeña porque tienes la certeza de que será una mujer.

no quieres que sea un wey porque te conoces.

prefieres que sea una morra porque conoces a la mariana.

y su cabello chino. «china», le dices no porque sea de china o porque tenga los ojos chinos, sino por su cabello que cómo te gusta enredar entre tus dedos.

de hecho cuando andabas pretendiéndola un día la invitaste a comer comida china. fueron a plaza aragón y se metieron a un restaurante: *el dragón*. puras chinas atendiendo las mesas y sirviendo cosas bien epsóticas. abrieron la carta y después de darle vueltas y vueltas a los platillos ella pidió unas enchiladas de mole y un café con leche. tú, para no errarle pediste lo mismo que la señorita, por favor.

–sabe igual que la comida mexicana la comida china –te dijo ella al terminar.

entonces tú, osado, pediste un rollito primavera que nomás mordisquearon y pasearon por el plato porque lo único que no les gustó de la comida china fue la comida china; lo demás sí: las enchiladas de mole y el café con leche.

∞∞∞

ahora caminas iluminado pensando en tu hija, frente·de·olla, en todas las veces que has cogido con tu china, en todas las veces que te le has venido dentro. y sonríes, pasa entonces por tu cabeza cuando fueron al mar.

sí, al mar.

aquel que tantas veces viste en la tele y en las revistas y en los periódicos. el mar que te imaginabas azul y repleto de delfines y medusas.

se fueron juntos, una noche vendiste unas llantas a la banda de la buenos aires y con ese varo compraste dos boletos para veracruz. salieron de noche, tú pasaste por ella, tu tío el mazacuate les dio un aventón en tu taxi y abordaron el autobús rumbo al puerto.

llegaron al amanecer y lo primero que hicieron fue ir en busca del mar.

–y si nos hospedamos primero, javier –dijo tu china.

–nel, primero lo primero; y lo primero es el mar.

caminaron un chingo de cuadras con las maletas a la espalda hasta encontrar el puerto y no el mar. ¡chale! te lleva la verga, frente·de·olla. lo que tú quieres es ver las olas y no estos barcotes y estas grúas.

como el sol estaba ya poniéndose cruel, decidieron meterse en un café a desayunar algo y no estuvo nada mal. al restaurante llegó un grupo de jaraneros que comenzó a alegrar la mañana con sus sones. «estos jarochos sí saben vivir», le dijiste a la mariana, «no como nosotros los chilangos que nos la pasamos nomás peleando».

ante la algarabía de las coplas y las cervezas bien heladas, te animaste a pedir *la bamba.*

–seguro, cuñao –dijo el jaranero–, pero el que la pide la baila.

así que no te quedó de otra y con tus tenis de chilango, con tus pantalones bien repegados, con tu flequillo de ecatepec, con tu playera sin mangas enseñando los pelos de las axilas, sacaste a bailar a la mariana y a darle de zapatazos al piso y a pegar de brincos como si bailaras slam.

reían, cachafás.

eran felices en el mar sin haber visto el mar.

eran felices bailando un son jarocho con tenis y camiseta sin mangas.

se hospedaron después del desayuno en un hotelito medio rascuache donde cogieron primero como animales y luego como arcángeles. porque la mariana, lo hemos dicho ya, tiene unos pechos angelicales y llenos, y lo que más le gusta es que te vengas dentro de ella.

luego volvieron a los portales y después de la comida por fin dieron con el mar.

el mar, largo, ancho, inconmensurable.

fresco, lleno de agua.

el mar tan mamalón con su alfombra de arena donde revolcarse y tirase de panza e intentar ver al sol detrás de tus gafas oscuras mercadas en tepito –porque en ecatepec no se puede ver al sol ni de chiste. el mar y el sol que debería de caer en tu espalda y quitarte lo pálido, lo verdoso que ya tienes la piel porque en esta ciudad el sol achicharra pero no broncea.

y las piernas de la mariana, tu china, libres, cubiertas apenas por el short que llevaba encima del traje de baño y que no se quiso quitar porque le daba pena.

–nomás con traje de baño me siento encuerada, javier.

y para ti mejor porque ya habías picado la salsa y ya habías visto a dos tres padrotes mamados, bronceados que andaban por ahí nomás tirando rostro. y tú con tus bermudas de palmeras enseñando las canillas flacas-flacas pero feliz.

estuvieron poco tiempo en la playa, a decir verdad. era más agradable la cama, y los besos de la mariana, y los pechos de la mariana que son como entes vivos, lo hemos dicho ya. estaba más chido estar dentro de ella que en la playa o bailando son jarocho.

no les gustó el mar.

ni a ti ni a ella.

«se ve más bonito en la tele», te dijo y estuviste de acuerdo. así que nada más regresar a la ciudad te la llevaste al coppel de plaza aragón a comprar una pantalla plana; chiquita pero chingona, donde pudieran ver el mar de a deveras y no las pendejadas que tuvieron delante, allá en veracruz.

ooooo

sientes bonito que la mariana te diga javier, javier. sientes que se te revuelve el pecho o las tripas y se te viene encima una sonrisa. ni en la escuela te decían así porque los maestros no se sabían tu nombre porque nunca entraste. nomás te inscribiste a la primaria y como en segundo te botaste a la verga para no volver jamás.

–la escuela es para los que no saben, frente·de·olla –te decía tu tío el mazacuate y tú le hacías caso, le hiciste caso, le haces caso aún aunque no en todo lo que te dice. no le haces caso por ejemplo cuando te pide tu cantón para caerle ahí unas semanas, unos días nomás. no seas culero, sobrino, hay que aprovechar ahora que mi cuñado ya se nos adelantó. y tú lo pensaste bien y mejor nel, tío. no te emputes pero ese cuarto será pa'mija que ya no tarda en nacer y ya hasta lo estoy pintando.

–¡tons a la verga! –dijo el mazacuate y se perdió otra vez semanas enteras. hasta que un día volvió. se le veía contento al cabrón, como que traía una sonrisa que ocultaba cosas buenas. traía de la mano a un gordita hedionda igual que él, chimuela igual, greñuda igual, fondeada igual. luego supiste que era la cacharpo, madre de algunos de sus hijos de los cuales nunca habías tenido noticia.

te traían un bisnes bien machín, frente·de·olla.

–te traemos un bisnes bien machín, frente·de·olla –te dijo tu tío el mazacuate.

–ajá –contestaste tú nomás.

–acá la cacharpo te lo va a explicar.

y efectivamente, la cacharpo te puso al tanto de los planes, los horarios, el pedo desmenuzado de cómo iban a atracar peseros de algunas rutas que van de ecatepec al metro indios verdes.

no te gustó mucho la idea pero tampoco dijiste que no en seco. hubiera estado mejor abrirte, cachafás. te hubieras ahorrado el pedote en que te metiste y, sobre todo, tu hija no hubiera tenido que ir a visitar a su padre a prisión.

pero qué le vamos a hacer si el dinero es el dinero y te brillaron los ojitos nomás de saber que en diez atracos podrías conseguir, fácil, unos diez mil varos y con eso se arreglaba el pedo del parto y la cuna y las mamilas y la leche en polvo y la ropita del bebé.

–sabes que no me gustan los putazos, tío –intentaste una defensa flaca y raquítica que el mazacuate desbarato de un tiro:

–no va a haber putazos, mijo. te vamos a dar un fogón para que no tengas que meter las manitas.

y pendejo de ti, cachafás,

dijiste que sí.

∞∞∞

podríamos decir que no eres violento, cachafás; ni tú ni el javier ni el frente·de·olla que son el mismo wey. no eres violento, nunca lo has sido. no sabes por qué si creciste en medio de la violencia.

bien culera la violencia.

bien violenta la violencia.

hablador si eres y muy picudo pero a la hora de la hora nomás nel. como que se te frunce el cutis, mi rey, como que se te arruga la verruga.

has intentado, sin embargo, aprender a meter las manos. en la primaria, por ejemplo, cuando te desgreñaste con el hijo de la doña de la tiendita de la esquina. sendos putazos que te arrimó y tú tuviste que darle un chingadazo con el puño cerrado. y pensante que con eso ya, que se iba a calmar el morro; pero ¡oh sorpresa! se te vino encima sangrando de las narices y te dejó toda la jeta rasguñada como pared con tirol planchado.

hubo otra vez, frente·de·olla, en que intestaste ser violento y tampoco te salió: el día del linchamiento.

lo recuerdas bien porque todo el barrio lo recuerda bien. apañaron a un par de culeros que se les ocurrió meterse a robar en el mero barrio y pues nomás ya no salieron.

porque aquel pendejo que se mete a robar en el barrio de los rateros termina cercenado,

obvio.

ladrón que roba en barrio de ladrones termina despellejado.

culero que atraca en barrio de culeros termina santocristeado.

obvio.

el pedo fue que en cuanto te tocó a ti, cuando la masa enfurecida en que se había convertido tu vecindad te dio un tubo para que lo estrellaras en la cabeza de unos de aquellos dos hijoputas, se te doblaron las patas y hasta ahí llegaste, frente·de·olla.

todo desmayado te tuvo que recoger tu padre y llevarte a tu cama y ponerte fomentos de agüita fría.

–¿si sabes que los madrazos te ponen mal, cachafás, para que te andas metiendo? –te dijo tu padre y nomás abriste tantito los ojos para escucharlo y luego los volviste a cerrar porque lo que más querías en ese momento era olvidarte de todo y dormir.

a la mariana le fueron con el chisme de que te habían navajeado. así se hacen los chismes. llegó toda pálida, entró aventando puertas y fue hasta tu cama y te cubrió de besos.

–¿qué te hicieron, javier?

y tú al verla sonreíste porque lo que más deseabas en ese momento era que tu padre se saliera de la recámara para poder quitarte la ropa y quitársela a ella y volver al refugio donde siempre había paz. el remedio de todos tus males, frente·de·olla: las entrañas de tu china.

∞∞∞

–no va a haber putazos, mijo. te vamos a dar un fogón para que no tengas que meter las manitas –te dijo el mazacuate y puso en tus manos una 22 toda dada a la verga.

la cosa se tornó seria, cachafás, una cosa es robar llantas en la madrugada y otra muy distinta robar peseros amagando al personal con una 22.

–no va a haber lío, mijo –insistió el mazacuate.

–se me hace que este pendejo nomás nos va a embarcar, mazacuatito… mejor le buscamos por otro lado –escupió la cacharpo por el hueco de los dientes que le faltan.

ya los estabas dejando ir, frente·de·olla; ya te habían recogido la 22 y se habían levantado de sus sillas; ya nomás era cosa de algunos segundos para que salieran por la puerta de tu casa y se perdieran en lo más remoto de la punta de la verga. ¡pero malaya! los diez mil varos te hicieron cosquillas en las manos y abriste la bocota para decir:

–le entro.

ellos detuvieron sus pasos dándote la espalda, sin voltear.

si hubieras visto sus caras a la mejor te hubieras arrepentido, frente·de·olla, porque el mazacuate estaba apretando los dientes nomás de pura muina y la cacharpo se mordió los labios para no sonreír.

así comenzó la sociedad y el negocio.

le chambearon machín: la cacharpo era la encargada de analizar a los operadores y choferes y rutas y horarios. luego venía con el parte de quién era el más efectivo y el menos recomendable. quién venía armado y quién no. quién traía radio y quién no. quién era valentón y quién no. en qué horario había varo y en que horario no. dónde había patrullas y dónde no. luego, se hacía amiga de un chofer, lo embriagaba el día previsto y los esperaba arriba del micro, como cacharpo, para decirles donde estaba el puño de billetes del conductor y qué pasajeros se veían con más varo.

cuatro asaltos exitosos, frente·de·olla. uno por semana: cuatro semanas y tú ya tienes casi cinco mil varos guardados debajo del colchón donde duerme la mariana porque después de la boda se vino a vivir a tu jaus.

ya hasta revivió las plantitas de tu padre, la mariana, y la casa se ve de otra manera, otra vez viva.

cuatro asaltos y mañana van por el quinto. a la mejor ahí le paras, a la mejor. porque cada vez que te subes a un pesero se te traban las quijadas y el corazón te retumba bien culero y sientes que el culo te desobedece y mientras amenazas a la raza se te viene a la cabeza la mariana y tu hija que ya mero nace y te entran unas ganas enormes de salir corriendo de ahí de donde estás para irte a meter entre las piernas de tu china y quedarte ahí para siempre, rodeado de ella y en compañía de tu hija que ya no tarda en nacer.

«dos atracos más y le paro», piensas mientras calculas que con esos dos juntarás unos ocho mil varos y con eso la armas. le seguirás dando al taxi y de vez en vez te chingarás un par de llantas para completar otro viaje con la mariana, pero ahora ya no al mar –¡esas son pendejadas!–; ahora irán a guanajuato a ver las momias porque recién vieron en su pantalla plana que compraron en el coppel de plaza aragón una película del santo, el enmascarado de plata, donde él solito le puso en su madre aun chingo de momias salidas de las catacumbas de mero guanajuato.

y la mariana quiere ir a ver si es cierto que en guanajuato hay momias o si nomás son mentiras de la televisión.

∞∞∞

esa noche no dormiste, javier.

o sí, pero muy poquito y con sueños raros.

en el sueño veías a tu padre regando sus plantas y silbando una cancioncita que se trasminó hasta la vigilia.

la alarma de tu celular sonó a las 4:30 de la madrugada. estiraste la mano y apagaste el teléfono. te levantaste en silencio y fuiste al baño. al salir encontraste a la mariana ya con tu jarro de café en las manos.

–pa'qué te levantas, china.

–pa'despedirme de ti, javier –y te dio un beso grande en los labios y te repegó al cuerpo su pancita ya bien redonda.

–duérmase…, ande –le dijiste con cariño y al salir se te vino la cancioncita que silbaba tu padre en el sueño y decidiste entonces

que este sería tú último atraco.

encendiste tu taxi, frente·de·olla y en la esquina algo presentiste porque se te vino a la cabeza el sueño y te obligó a regresar a tu jaus a decirle a la mariana que no se le fuera a olvidar regar las plantas.

–claro que no, javier –te dijo ella extrañada pero cariñosa.

y ahora sí te fuiste a la esquina donde el mazacuate te estaba esperando con una bolsa nailon de aurrera donde traía guardadas las pistolas.

cuatro atracos exitosos pero llegó el quinto y como no hay quinto malo tú le entraste, mi rey. ¡malaya!

todo iba bien, carajo. todo iba bien.

la cacharpo había elegido bien y la hora era la correcta y no había patrullas a la redonda y el pesero venía cargado de billetes y el chofer estaba de a pechito de tan pedo que venía. ni resistencia iba a poner.

todo iba bien, ¡carajo!

se habían subido al pesero mentado madres y echando culebras por el hocico y ¡no se muevan hijos de puta o se los lleva la verga! ¡quietos pendejos si no quieren que comience a soltar plomazos! ¡ya llegó su relumbrosa longaniza, culeros!, gritabas cada vez más convencido de ser un malote de ecatepec.

todo iba bien, frente·de·olla, habías desenfundado tu 22 y estabas apuntándole a unos y a otras, decidido. neta decidido a quebrarte a un cabrón o a dos o a tres o a seis que eran las balas que traía tu arma según te había dicho el mazacuate.

–si salta un valiente, le pegas un plomazo y no te mueves de donde estés, culero. de lo demás yo me encargo –te dijo.

–¿y le corro o qué pedo? –preguntaste tú, sincero.

–te estoy diciendo que no te mueves de donde estés, pendejo. no. te. mueves…, de los demás yo me encargo.

todo iba bien, cachafás, habías ocupado ya tu lugar de vigilancia y tu tío el mazacuate ya le había recetado un mazapanazo a una escuincla y le había botado los audífonos de diadema que, a mitad del pasillo, soltaban una rola de joan sebastian que apenas se podía escuchar.

todo iba bien, tu tío ya estaba basculeando a la raza de a uno por uno.

todo iba bien hasta que de repente algo se te hundió en el pecho, algo raro como una burbuja de lava o un globo con agua o una bola de humo que te hizo comenzar a boquear como mojarra fuera del agua;

luego te pusiste a temblar y pelaste los ojos y algo le quisiste decir al mazacuate justo cuando echaste un borbotón de sangre por la boca y

te desplomaste inconsciente a mitad del pasillo del microbús,

como costal de elotes;

justo sobre los audífonos de diadema;
y por fin el joan sebastian se calló la boca.

cinco:

la cacharpo

el frente·de·olla apunta su arma a los pasajeros. avienta pequeños grumos de saliva en cada mentada de madre. respira con dificultad y aprieta los labios al sentir como la lengua no le obedece al momento de decir palabra. sacude la cabeza porque siente que la realidad se le desploma. sujeta el arma con desesperación y amenaza a uno y a otra.

decide disparar.

va a disparar.

si no fuera porque el dedo índice no le responde ya hubiera apretado el gatillo ¡y que se lleve la verga a quien se tenga que llevar la verga, pedazos de mierda!

alza los ojos en busca del mazacuate y como que le quiere gritar: «¡mazacuate!», decirle; o, «¡ayúdame testículo!»; o «¡auxilio, israel!», o «¡tío!», gritarle pero solo gime, o muge, o gruñe, o grazna, o dice algo ininteligible porque la boca ya se le está yendo de lado.

alcanza a ver como una chava se pone de pie frente a él y le clava la mirada; y como, también, otro hombre se planta desafiante a su derecha. el frente·de·olla no sabe que este hombre es el beltrán que por alguna extraña razón ha decido confrontarlo. también ignora que esa chava es artemisa y que está harta de andarse escondiendo y agachando la cabeza, que lleva siete mil pesos hechos rollito escondidos en los calzones, que esta vez está dispuesta a defenderse y es por eso que lo mira sin miedo.

el frente·de·olla siente una rabia inmensa porque a él ningún flaco pendejo se le pone al brinco y ninguna escuincla nalgas·meadas lo reta con la mirada; pero hoy le cayó el chahuistle y aquí le traigo su insuficiencia respiratoria, carnal,

y sus boqueadas de mojarra fuera el agua,

y su baba espumeando por el hocico,

y su mirada desorbitada.

alcanza a medio ver el frente·de·olla a la cacharpo que no entiende ni madres, nomás lo mira con los ojos abiertos como linternas; y luego, despacito pero incesante esta realidad se va fundiendo a negro y el pobre vato pela los ojos y trompica y estira la mano temblorosa buscando la mano de la cacharpo que se está acercando a él toda sacada de onda y puede ver cómo el frente·de·olla suelta el arma que cae a los pies del chofer que ni tardo ni perezoso le pone una bota encima como diciendo: «véngache con su rey».

es lo último que ve el frente·de·olla, apenas alcanza a pensar: «¡ya valió verga!» antes de echar un borbotón de sangre por la boca y

desplomarse como costal de elotes;

a mitad del pasillo del microbús

sobre los audífonos de diadema de artemisa que están ahí tirados;

y por fin se calla la boca el joan sebastian.

∞∞∞

apenas semanas atrás la cacharpo acaba de abortar. otra vez. ya ni sabe cuántos lleva pero más de cuatro seguro.

o cinco.

o seis.

por eso tiene el vientre reventado la cacharpo. por eso y por los hijos, porque cuando se le olvida tomarse los anticonceptivos y luego no trae condón y luego fracasa la pastilla del día después y luego es demasiado tarde para un aborto o para un legrado, pues no hay de otra más que parir. lo bueno es que le ha ido arrimando los hijos a su omá·amparo, allá en aragón.

una a uno, parto tras parto, los ha ido escurriendo de a poco a casa de su madre. calladamente, nomás como que un día llega y omá·amparo venimos a visitarte. y la madre pela los ojos porque ya vienes con otra criatura. ¡qué barbaridad! ¡ya ni la amuelas! ¡pendeja que tú eres, deveras! un día dios te va a castigar con un hijo lelo o tarado o mongolito por tanta porquería que te metes, cabrona. y entonces sí no habrá ni cielo posible donde pongas tus nalgas porque el alma de tus chiquitos ya tiene un lugar eterno, allá en el reino.

–faltaría más –refunfuña la cacharpo. si dios es todo bondad.

–y no es pendejo, lucrecia. así que prepárate porque estoy seguro que te tiene preparado un castigo ejemplar, cabrona; porque mira nomás ora como traes de mal·comido a este chiquito.

y la cacharpo agacha las orejas porque no sabe qué decir. porque este es el tercer hijo que le trae a su madre, o el cuarto, o el quinto. ya ni sabe la cacharpo porque el vodka le ha ido desdibujando la libreta donde se escriben los recuerdos. ese lugar donde una pone las cosas para que una se acuerde de lo que debe una de acordarse.

hace apenas unas semanas, decíamos, le llegó a doña amparo otra vez la cacharpo con un inocente en brazos: criaturita de semanas nada más. recién nacido el pequeño varoncito y amoratado y flacoflaco como bagazo de naranja masticada. apenas y con trabajos parpadeaba la ratita enclenque. casi se la arrebató la madre y luego-luego puso agua en la lumbre para darle un baño de agua calientita y se apuró a prepararle una mamila de su hermano que ella también estaba criando.

nomás sentir el biberón en los labios la criaturita se aferró a él como si de ahí pendiera su vida. y sí. chupó y chupó hasta no dejar ni gota en la mamila.

–dele, más, omá·amparo. no ve como pela los ojos de hambre.

–ni loca, lo voy a matar de una indigestión. ahora lo que sigue son unas cucharaditas de té de manzanilla para que le asiente la panza.

y sí, después del baño y la manzanilla la criaturita cayó dormida como nunca en sus poquitos meses de vida.

doña amparo lo arropó y le hizo un huequito en la cuna de su hermano o hermana –no lo tiene claro la cacharpo. confunde a sus crías. se le revuelven los géneros y las edades y hasta los nombres. «este tiene ya cuatro años», piensa cuando ve al más grandecito, pero resulta que no es "este" sino "esta" porque es mujer y no es la primera sino la segunda. la primera también es mujer, pero tiene dos años más que ésta.

–esta sí no es mía, omá·amparo –se atrevió a decirle un día en medio del delirio del vodka.

–no será tuya tu chingada madre, lucrecia. cómo voy a creer que pienses que tu madre te va a querer endilgar un hijo que no es tuyo. idiotota estás… o eres o a veces eres y ya estás quedando. pero eso no es lo peor, lucrecia. lo peor, lo peor, es que ni siquiera reconozcas a tus hijos. como si tú no los hubieras parido –doña amparo guarda silencio intentando que sus palabras llegan a algún lugar interno de la cacharpo. luego sigue–: pero hay un dios que todo lo ve y todo lo juzga y él mero será el encargado de meterte en cintura, ya verás... dios no lo quiera y no te castigue dios.

para entonces la cacharpo ya se había desparramado en el sillón de la sala y dormitaba. anémica igual que su hijo porque eso de parir o de abortar no es cosa fácil. cansa, desgaja el cuerpo, deteriora, mina, mengua las ganas.

«tanta vida he dado que me estoy quedando sin vida». dice la cacharpo y su madre apenas escucha su poema y le entran unas ganas de cachetearla por irresponsable y por pendeja: mitad y mitad. y una tercera mitad por caliente, cabrona.

pero la ve ahí lánguida, amonigotada, desparramada en el sofá y no tiene corazón para decirle nada; nomás le prepara un caldito de frijoles con tortilla despedazada y bien calientito. luego, con una resignación católica, sale rumbo a la verdulería a comprar pollo para hacerle un consomé que la levante; que le devuelva las fuerzas.

pero duda doña amparo.

sabe que la cacharpo con fuerzas se larga.

sabe que apenas y pueda mover las patas se levantará y agarrará camino rumbo a la chingada.

eso no lo dice, pero sí lo piensa.

sabe que le tocó la suerte de parir una mala·hija y así son las malas·hijas: unas hijas de su pinche madre, aunque su madre no tenga ni tantito de pinche.

sabe doña amparo que en cuanto la cacharpo se ponga de pie agarrará camino con algún pretexto idiota como orita vengo, omá, voy a la tortillería; o, orita vengo, omá, voy por cigarros; o, orita vengo, omá, voy a comprar un refresco. o como la última vez que nomás fue a ver quién tocaba la puerta y de ahí ya no volvió.

estaban cocinando, las dos, doña amparo y la cacharpo, madre e hija. y nomás tocaron la puerta y la cacharpo dijo yo abro y ya no volvió nunca.

–te esfumas –dice doña amparo con una duda real en su cabeza, como si estuviera hablando de un fenómeno sobrenatural. te evaporas como vahó. desapareces como mago, como fantasma, cabroncita… como fantasma.

no sabemos por qué la cacharpo es así. no lo sabemos ni lo sabremos ni ella lo sabe ni lo sabrá. solo sabemos que desde niña tuvo que mantenerse solita porque doña amparo en ese entonces trabajaba limpiando casas en la colonia del valle y allá, por esas colonias de ricos, se la pasaba todo el santo día. entones la cacharpo por ser la más grande de los hermanos tenía que hacer de mamá y de papá y nunca le tocó hacer de hija.

quizá por eso no sabe de sus hijos. como que piensa que los hijos que le tocaba criar ya los crio. o como que piensa qué si ella sacó a adelante a los hijos de su madre, ahora a su madre le toca sacar adelante a los suyos.

tres mujeres con sus respectivos nombres se le vienen a la mente a la cacharpo cuando piensa en sus hijos.

magdala, la mayor.

yuliana, la de en medio.

yaileth, la última.

«puro nombre de la biblia», se queja cuando las recuerda. y se queja esté con quien esté. aunque nunca está con el mismo. porque si algo tiene la cacharpo es que le gusta con varios. no le acomoda nomás uno y ya. nel. le gusta uno y luego otro y luego otro y luego otro.

al único, de hecho, que le ha tenido ley, es al mazacuate, el testículo que le dicen, pero que en realidad se llama israel. bíblico también. y a veces piensa la cacharpo que como el mazacuate estuvo metido un ratote con los testigos de jehová, a la mejor fue él quien le ha elegido el nombre de sus criaturas.

un día se lo preguntó. estaban chupando –para variar– en el cuartito de azotea que renta la cacharpo en ecatepec –en san agustín para ser exactos–, de repente ella se quedó pensando, se le fueron los ojos lejos, lejos, lejos, por encima del caserío en obra negra, por encima de las azoteas y los tendederos improvisados, por encima del cablerío que se anuda en los postes. el mazacuate pensó que era el efecto de la mota y no la quiso sacar de sus sesudas cavilaciones, pero fue la cacharpo quien preguntó:

–dime la verdad, mazacuatito –así le dice cuando se siente dulce, tiernita.

–ajá –dijo él.

–¿tú les pusiste sus nombres a mis criaturas?

–¿yo?... y por qué yo si yo no soy su…

–quieto ahí, cabrón –lo interrumpió la cacharpo–; porque mis hijos pobrecitos y enteleridos pero cada uno tiene su padre.

–sí, pero no soy yo, no chingues. ¿por qué piensas que yo les puse sus nombres?

–pues porque son puros nombres bíblicos.

–¿cómo se llaman? –indagó el mazacuate.

–magdala la mayorcita, yuliana la otra; y yaileth, la última.

el mazacuate se quedó pensativo igual. igual dejó sus ojos encima de las azoteas y los tendederos improvisados, por encima del cablerío que se anuda en los postes. pensó que quizá una de aquellas sí era criatura suya pero no le alcanzó la voluntad para preguntar cuál. solo, después de un rato largo sentenció:

–sí son bíblicos… pero no se los puse yo –hizo un silencio más hondo que el anterior y le fue llegando una respuesta entre los humos de la mariguana–: ha de ser un milagro.

–¿y qué significan? –continuó la cacharpo.

–no sé, cacharpo, pero te lo voy a investigar. ahí tengo todavía mi santa biblia.

y sí,

el mazacuate se puso a investigar sus nombres de las criaturitas pero no logró pasar del pentateuco. peor, no pasó del génesis ya que el aguardiente y la mota y los solventes dejan poco espacio para la palabra de dios.

pero poco le importó, al mazacuate. «ni se va a acordar nunca la pendeja. si nomás me preguntó por preguntar. como quien habla del clima nomás por convivir», pensó. y qué equivocado estaba el mazacuate porque otra madrugada de vodka y mariguana, tumbados igual en el suelo del cuarto de azotea la cacharpo le recordó el encarguito:

–¿ya me tienes mi encargo, mazacuatito? –así le dice cuando se siente dulce, tiernita.

–¿cuál? –se hizo occiso.

–los nombres, no te hagas wey.

y será por la mota o por el vodka o por miedo a que la cacharpo le sorrajara un putazo o porque el mazacuate esa noche andaba creativo, se arrancó con sus explicaciones:

–mira, cacharpo, *magdala* era la hija de aarón.

–¿a poco aarón tuvo hijos?

–hartos, pero nomás reconoció a seis.

–ah… ¿y la segunda?

–*yuliana*, dices ¿verdad?

–sí, *yuliana*.

–ella era una de las que le lavaron los pies al señor –dijo el mazacuate y sintió que esa era la buena, la suya, la criaturita que llevaba su sangre.

–¿a qué señor?

–pues la mero-mero, cacharpo ¿a quién ha de ser?

–¿y por qué se los lavaron?

–pues porque allá en la india así se acostumbraba. se lavaban las patas y luego a rezar. te lo digo porque cuando estuve con los testigos también lo practiqué.

–lo malo fue que no se te quedó la costumbre, mazacuatito –así le dice cuando se siente dulce, tiernita.

–quisieras, cacharpo. borracho sí, pero borracho limpio.

–¿y la última?

–ah sí, *yaileth* es un pueblo del lejano oriente. de donde vienen los tres reyes magos…, creo.

–¡pero cómo voy a creer, mazacuate! a nadie se le puede poner nombre de pueblo.

–¡¿qué no?! y entonces qué me dices de argentina; o grecia; o mérida.

–ah sí. tienes razón.

así, la cacharpo entiende que el nombre de sus hijas es bíblico y que por eso están benditas. y que por eso también nunca les faltará pan, ni techo, ni abrigo, ni cariño, ni reguetón.

porque ¡ah qué triste sería la vida sin el reguetón!

∞∞∞

ha trabajado, sin embargo, la cacharpo. perezca lo que parezca ha trabajado.

estuvo en una empresa importantísima a nivel internacional: *herbalaif.*

entró de *ópalo* y de inmediato se esmeró en buscar socios –no clientes–; convenció al mazacuate y a su omá·amparo, y a dos comadres de la omá, y a la señora de las quesadillas de la esquina, y a un vato del gas, y casi logra ascender a *amatista.*

pero su idea oculta era llegar más rápido que ninguna a *diamante.* de hecho, solo le faltaba pasar por *jade*, *zircón*, *ágata*, *malaquita*, *lapislázuli*, *ámbar*, *perla*, *topacio*, *turquesa*, *esmerada*, *zafiro* y *rubí*, para llegar a coronarse allá en las alturas de herbalaif, en la mera cresta del éxito como *diamante.*

no le alcanzó la vida a la cacharpo.

le faltaron fuerzas y socios pudientes –no clientes–, porque había que entrarle con mil varos por cabeza para poder adquirir los productos milagrosos de la punta de lanza de la dietética y la alimentación consciente de *herbalaif.* que te quitan el hambre y te limpian por dentro toda la porquería que te comes en los tacos de fuera del metro, las garnachas de la esquina, o los jugos de banqueta.

además, una pinche *zircón*, es decir, dos niveles más arriba que ella, la mal·miraba porque según ella –la *zircón*–, el aspecto de la cacharpo no correspondía a una empresa de ese nivel, una empresa de prestigio, una empresa como esa: *herbalaif.*

de hecho, la muy perra la acusó con su jefa, una *ámbar* tres niveles más arriba que ellas. pero la cacharpo no es de las que se dejan, no es de las que se amilanan, no es de las que calladitas se ven más bonitas. nel. así se plantó delante de la *zircón* y en la mera jeta –porque las cosas en el barrio así se dicen: en la mera jeta– se lo dijo:

–serás muy perra pinche *zircona* arrabalera; pero te guste o no, yo ya pagué mis mil varotes y por lo tanto soy socia y eso nadie me lo puede quitar.

el pedo fue que la *zircón* también era entrona, también era de aquellas con boquita de carretorena:

–pues de ahí nunca pasarás, pendeja. jamás llegarás ni siquiera a *malaquita*.

–¿*malaquita*?, perra...: ¡*diamante*, chiquita, *di-a-man-te*! ya verás dentro de unos meses, nomás que me dejen agarrar carrera.

como estaban en las oficinas de *herbalaif* tuvo que intervenir su jefa, una *ámbar* tres niveles más arriba que ellas:

–a ver, cabronas, en mi equipo no quiero perras. así que se aplacan y se unen y crecemos juntas, nos desarrollamos, nos preparamos, ascendemos, o se me van a chingar a su madre las dos. una por cada lado o las dos por mismo. aquí están sus pinches mil pesos de cada una –y sacó cuatro de a quinientos la muy *ámbar* como toda una *turquesa*.

a la cacharpo le brillaron los ojitos. ella también quisiera tener esos ovarios para mandar a chingar a su madre a diestra y siniestra con un puño de billetes en la mano. «a ver, tú», decirle a cualquier wey de la empresa: «ten este puño de billetes y vete a chingar a tu madre». y quedarse tan ancha, la cacharpo, mirando como aquel ya iría calladito rumbo a la chingada.

por eso se calló la boca.

nomás por eso.

si no me cae de madre que por menos le hubiera reventado el hocico a la muy perra de la *zircón*. pero no le valió de nada a la cacharpo, de todas maneras la echaron a la puta calle. o más bien se echó solita; eso le dijeron los consultores senior:

–no cumplió usted con sus metas, *ópalo 2445*.

–me llamo lucre...

–le recordamos que aquí somos un equipo –la interrumpieron–, y por lo tanto procuramos mantener la uniformidad; incluso en la mención del socio. así que lo siento, aquí es usted *ópalo 2445*.

–¿ah sí? –refutó ya emputada–: pues esta *ópalo 2445* se va a la verga, mis queridos consultores. y es una lástima no saber sus nombres porque si los supiera al menos sabría a quiénes le estoy mentado su pinche madre –y antes de que los consultores pudieran decir algo la cacharpo continuó–: pero como no lo sé, pues tendré que conformarme con que chinguen ustedes a sus consultoras madres –y agarró camino hacia la puerta bien digna la cacharpo sintiéndose más lucrecia que nunca y para nada una insignificante *ópalo 2445*.

luego anduvo vendiendo perfumes de tepito. tenía un carnal al que le andaba apretando las tuercas; es decir, le andaba dando para sus tunas; o sea, le andaba midiendo el aceite. cada dos por tres se metían a un hotelito de la colonia guerrero. culero el pinche hotel pero para la cacharpo eso no era bronca.

la cacharpo es sensei: se baña sin chanclas en cualquier hotelucho.

lo importante es el acostón y el toquesote de mariguana de antes y el toquesote de después.

vendió perfumes hasta que pudo, pero se le fueron acabando los clientes porque es lo que tiene vivir en el barrio y conocer a los del barrio nomás: llega un momento en que ya no hay de otra. se te acaban lo clientes y ni p'atrás.

intentó, además, acercarse a raza de *herbalaif* para convertir a los socios en clientes y perfumarlos a todos, pero la mala fama que le había hecho la pendeja *zircón* no le permitió ni acercarse a las oficinas. terminó de empleada en un puesto de mariscos en el centro de ciudad azteca y poco a poco le fue encontrando las ventajas: había chelas durante todo el día siempre y cuando no dejara de hacer su chamba –atender a los clientes, limpiar las mesas, lavar los platos con harto limón y un chorrito de cloro. además se ganaba un varo en propinas más su sueldo y con esto bien que le alcanzaba para las caguamas y las velas de mota. y como prestación extraordinaria, se aventó con el mero patrón un par de revolcones que le supieron a gloria.

∞∞∞

tiene tres tatuajes la cacharpo:

uno se lo hizo con su primer novio. se trata de un corazón hecho a aguja y tinta de pluma bic, que con los años se ha ido desdibujando y parece pera apachurrada pero en realidad es un corazón atravesado por una flecha donde abajo una copa recoge las gotas de sangre que éste vierte. dentro del corazón alguna vez se distinguieron dos iniciales, *l y r*.

lucrecia y rony, querían decir las iniciales porque ese rony fue el que la desvirgó.

o no.

al revés: fue ella quien desvirgó a él.

porque en realidad –y siendo sinceros–, la cacharpo ni se acuerda quien fue el primero. ni le interesa, ni le parece relevante. sin embargo, haber desvirgado al tal rony sí. todavía, a estas alturas de la decadencia a veces recuerda a aquel flaquito que apenas y le estaba oscureciendo el bigote y cómo ella lo retrancó en aquel callejón, y sin que él pudiera hacer nada –muerto de ganas más bien–, temblando de la emoción el pobre, se desabrochó el pantalón y se vino encima antes de que pudiera pasar nada. «ni una chupadita le pude dar, al escuincle», recuerda la cacharpo. y esa inocencia, esa precocidad, esa falta de experiencia y de control; esa naturalidad para venirse con tres frotadas fue la que encantó a la cacharpo. «yo le voy a enseñar a coger a este escuinclito», pensó y se puso presta a la labor.

el pedo es que se enamoró.

él de ella y ella de él.

y eso que la cacharpo bien sabe que el amor es una pendejada;

el amor es una garnacha que ni has probado cuando ya se te cayó y la acaba de chupar el diablo;

el amor es la sopa que se te cae entre el plato y la boca.

de ese rony de hecho es su primera hija, *magdala.* y hemos dicho ya, que la cacharpo ni sabe por qué chingados le pusieron el nombre que le pusieron.

se enamoró del rony y se tatuaron. aquellos años en que los tatuajes eran otra cosa deveras.

no como ahora, que con mil varos entras a una tiendita y sales como mural de siqueiros.

antes nel, antes a aguja y a tinta de pluma bic. por eso todos los tatuados perecían baño de central camionera y la gente les sacaba la vuelta. neta.

así la cacharpo y el rony. porque los dos se tatuaron lo mismo. a saber si en el brazo del rony siguen aún impresas las iniciales, porque el angelito nomás enterarse de que lucrecia estaba embarazada, agarró camino y no ha vuelto. pero primero disimuló el muy culero, le dijo: «sí mi amor, no hay pedo, yo te respondo, mañana mismo hablamos con tu mamá y me pongo a buscar chamba y nos juntamos o nos casamos». y esa noche la cacharpo se fue a la cama con una sonrisa en su rostro que tardó horas en que se le fuera borrando. durmió a pierna suelta y hasta soñó algo bueno que ya no recuerda, porque la cacharpo sueña cosas buenas por las noches pero se le olvidan por las mañanas.

pero al día siguiente se le borró la sonrisa cuando el rony nomás no a apareció. por ningún lado. la cacharpo fue a buscarlo a su cantón pero salió el abuelo diciendo que rony se había tenido que ir de emergencia al gabacho porque se estaba muriendo su abuelo.

–pero si su abuelo es usté, ¿no? –dijo la lucrecia.

–ya lo sé, chamaquita, pero no dije su abuelo, dije su tío abuelo.

–¿o sea su hermano?

–no, chamaquita, no; jorge no tiene hermanos, me refiero

al tío abuelo del rony… y deja de estar preguntando cosas que ni entiendes.

y ahí se le vino el mundo encima a la cacharpo. no tenía ni veinte y era la encargada de cuidar a sus dos hermanitos y ahora un tercero. «ni madres», dijo. «me lo voy a sacar».

pero no lo consiguió. desde entonces ella sabe que para abortar también se necesita talento. lo intento, es cierto, pero hemos dicho qua veces fallan los condones y las píldoras y la pastilla del día después y hasta los legrados. así que ni pedo, como no sirvió el té de epazote que le dio su mejor amiga y nomás la laxó, fue con su madre y le peló la piña: «el pedo está así, omá·amparo. ora tú sabrás si me corres o me acectas así, con todo y todo».

y doña amparo tantito por bondad, tantito por amor, tantito por la ilusión de ser abuela, la aceptó con una condición…, de que nomás nazca te pongas a buscar trabajo, taruga.

le salió el tiro por la culata a doña amparo, porque la cacharpo sí encontró trabajo en un puesto de revistas y con su suelto comenzó con sus primeras pedas mastodónicas.

nunca fue de medias tintas la cacharpo, desde que conoció el vodka lo eligió como su bebida preferida. «yo solo tomo vodka… , o lo que den», decía cuando llegaba a las fiestas; y se cagaba de risa.

de ahí del puesto de revistas sacó su segundo embarazo. pero este si lo echó. afortunadamente el té de epazote si agarró y la bendita regla le volvió al tercer mes.

el segundo tatuaje que tiene se lo hizo en un estudio de tatús del metro hidalgo. son tres golondrinas a pleno vuelo que nacen en su antebrazo derecho y se pierden hacia su hombro. ese todavía le gusta, o no le disgusta como los otros dos, pero qué le vamos a hacer: tatuarse cuesta un chingo y destatuarse más. implica un billete serio, recio, considerable.

así que mejor tachoneada por lo pronto, cacharpo, porque no está el tiempo como para borradores.

tu rayaste tu libreta,
tú te chingas con los tachones.

el tercer tatuaje ella solita se lo hizo, así nomás, por sus ovarios. agarró una aguja y la esterilizó en el fuego de la estufa de la cocina, se untó alcohol en el brazo izquierdo y con la derecha comenzó a agujerearse.

primero quería hacerse una rosa, pero no le salió.

decidió entonces que mejor sería un clavel y tampoco.

hasta que le quedó una especie de bola de tallones, un borrón, una raspadura, un garabato culerísimo que por más que uno le busca no se le halla forma por ninguna parte.

–ya me lo voy a ir a arreglar –le ha dicho decenas de veces al mazacuate cuando cogen como fieras. porque ante tanta piel desnuda la maraña de rasguños se hace más evidente, es decir, se ve más culera.

–sí, mi amor –le contesta el mazacuate–, pero primero arréglate los dientes.

y que se prende la cacharpo porque tú también estás chimuelo, pendejo. y ni quien te diga nada.

–sí, mi cacharpo pero yo no tengo el varo para arreglármelos y tú sí.

y ante ese argumento la cacharpo se queda callada. sabe que es cierto. pese a que no tiene ni un peso, ni donde caerse muerta, sabe que sí. que ella estuvo trabajando en *herbalaif* donde comenzó como *ópalo* y por poco llega a ser *amatista* de no ser por la pinche *zircón* que la acusó con la *ágata.*

de hecho conserva aún su uniforme de *herbalaif.* aunque decir uniforme es mucho decir ya que se trata solo de una blusa blanca de cuello alto, tono verde claro en el canesú y el logo de la empresa bordado en el pecho izquierdo, a la altura del corazón.

lo guardó hace años porque en ecatepec no se tira nada y la ropa menos.

pese a que te quedé de ombliguera se usa hasta que le salgan hoyos. incluso más, porque después de ser blusa pasará a ser trapo de cocina o servilleta de las tortillas. pero a la cacharpo le sirvió la blusa para otros derroteros, nada más y nada menos que para disfrazarse de *consultora zafiro de herbalaif* y así poder entrarles blandito a los choferes de los peseros cada vez que iba planeando un atraco.

∞∞∞

comenzó a delinquir desde chiquita. sus primeros atracos fueros más bien travesuras. como los cachorros de león que atrapan un cervatillo y ni matarlo saben, nomás lo tumban, lo maltratan, pero sonriendo, contentos, jugando, ni cuenta se dan del pánico del cervatillo.

la cacharpo robaba casets en el aurrerá para venderlos en el tianguis de los jueves. con eso a veces completaba la leche de sus hermanitos y a veces compraba cigarros. luego los atracos se fueron haciendo más serios: mitad por necesidad y mitad por gusto, porque a la cacharpo le ha gustado desde siempre sentir los golpes de adrenalina en el sistema nervioso central. le late, se siente viva cuando el corazón bombea con rabia dentro de su pecho.

la excita el sudor de manos, el temblor de rodillas, el secor de boca, la dilatación de pupilas.

así comenzó a robar toallas, ropa y otras prendas de los centros comerciales cercanos. pasaron por sus calzones cantidades industriales de pilas triple-a, perfumes, desodorantes, playeras, casets, chocolates, refrescos, desarmadores, pinzas, brocas del departamento de ferretería y hasta carnes frías.

ora un cuarto de jamón de pierna,
ora trescientos gramos de salchichas,
ora medio kilo de queso·de·puerco.

su omá·amparo se dio cuenta pero no dijo nada, se hizo de la vista gorda porque era eso o no comer jamón en meses. era eso o no usar desodorante. era eso o no darles leche a los chiquitos. se le fue haciendo costumbre a la cacharpo; luego se le fue haciendo hábito: sí llegaba a casa y no había comida, se salía tan campante y nomás decía: «orita vengo, voy por algo pa'cenar», y al rato llegaba con medio kilo de huevo y un tubito de paté.

luego el hábito se le convirtió en vicio porque ya no pudo pasar día sin que se diera su vuelta al aurrerá a picarse algo aunque no lo necesitara para nada. cosas inútiles llegó a robar la cacharpo:

barritas dietéticas que sabían culerísimo, tampones que nunca usó, cepillos de dientes eléctricos o un kit de clavos, tornillos y taquetes.

ya nomás robaba por robar.

así fue sofisticando sus estrategias hasta que llegó a tentar al guardia de las mañanas. pepe, se llamaba.

primero lo saludaba sonriente. luego le hizo la plática. luego le invitó una tutsi quesque porque estaba de buenas. hasta que un día el guardia que no era ningún pelele la encaró al chile pelón:

–¿tú qué traes, gordita...? ¿a ver, a ver... por qué tanta paletita y tanta sonrisa?

y la cacharpo sabía, sabe, que estando delante de culeros así –sabe medirlos la cacharpo, sabe saberlos–, lo mejor es pelarles la piña en seco y que truene lo que vaya a tronar: «al chile, poli, le quiero proponer un trato...», y le soltó la sopa de que usté nomás tiene que desenchufar el aparto de las alarmas cuando vea que yo voy a pasar y ya. de todo lo demás me encargo yo mera.

–¿y de a michas? –respondió el poli.

–simón, mi pepe. faltaría más.

y de ahí empezó a prosperar la casa de la cacharpo y la de su omá·amparo. se llenó de sopas, latas, jabones, cereales, carnes frías y abarrotes. nomás les faltó la línea blanca porque robarse una licuadora entre los calzones está cabrón, nomás no hay manera. pretendieron, eso sí, meter un producto caro en la caja de un producto barato y así amortizar el precio, pero a la cacharpo lo sofisticado le da hueva y se negó en redondo.

–es un pedo andarte paseando por la tienda con el carrito mientras sacas de su caja un radio y lo metes en la caja de galletas...

además has de pagar las galletas a huevo, y ahí se va la ganancia.

–¿cómo se va a ir la ganancia, lucrecia –todavía no era la cacharpo– si el radio es mucho más caro que las pinches galletas?

–pero luego hay que venderlo, pepe. ¿y no me digas que en el tianguis te van a dar lo que vale de a deveras?

por eso el negocio no prosperó. después, con el paso de los meses la cacharpo se aburrió y se fue a buscar fiesta en otros barrios.

esa maldita inestabilidad de la cacharpo, ese chincualo, esa comezón en la cola que nomás no la deja estar un rato en paz.

por aquellas épocas su omá·amparo ni *pio* decía. la despensa estaba siempre llena y hasta algo de varo le soltaba la lucrecia de vez en vez. «por ahí me sobró esto, omá», le decía; y la omá·amparo estiraba la manota porque no había de donde más. el pedo fue cuando la cacharpo se aburrió del bisnes y se piró a otras geografías cercanas a las inmediaciones del metro pantitlán… y por ahí sí está rudo;

por ahí sí le sacan filo a una galleta·maría y te degüellan;

por ahí si hay que montarse en la verga y pedalearle a los huevos;

por ahí sí el que no transa no avanza y: o te comes la lumbre a puños o te carga el payaso, mi rey; mi reina.

más vodka hubo que meterle al cuerpo para resistir las embestidas de la cruda, las resacas, los acostones a diestra y siniestra. otra criaturita hubo que ir a arrimarle a su omá·amparo con la promesa de que nada les faltaría y así anduvo del tingo al tango hasta que se animó por su primera farmacia.

ya había entrado a vinaterías a robarse pomos y caguamas, pero siempre a pie, sin armas; siempre en operación hormiga; luego llegaron las cámaras de seguridad y todo se lo llevó la verga. por eso lo que ahora estaba pasando por la cabeza de la cacharpo era una farmacia..., con arma en mano. lo primero, obviamente, era conseguir el fogón, y por ahí le llegó el rumor de que había un vato todo pútrido que le decían a veces el mazacuate y a veces el testículo que andaba urgido de varo vendiendo una 38.

malaya la hora, cacharpo, en que dios te puso delante a este hijo de puta.

malaya el minuto en que el destino te hizo tropezar con tanta cagada junta. malaya el alma, cacharpo, en que la vida se pasó de verga y te las cobró todas juntas, enviándote un regalito envuelto en papel celofán, con un moño rojo enorme y con una tarjetita imaginaria que decía:

> *aquí le mandan sus culpas, sus deudas, sus humillaciones, sus ofensas, sus mentiras, sus escarnios, sus deslealtades, sus pecados, sus errores, sus mamadas, sus ultrajes, sus insultos, sus injurias y sus porquerías, señorita. abra bien la trompa porque se las va usted a tragar todas juntas y de una en una.*

∞∞∞

el mazacuate fue, ha sido, es, tu perdición, cacharpo.

así de claro.

primero te dio el arma y sin darte cuenta te fue enseñando a robar tu solita para luego cobrarte las lecciones. nomás te decía como había que actuar, «sin aspavientos», te decía, «usté entre tranquilita, apúntele con la pistola pegadita al pecho a la de la caja y dele la bolsa nailon»

–¿y qué le digo? –preguntabas tú.

–ni le diga nada, mi reina. ni falta le va a hacer.

luego te ensartó el tercer embarazo. aunque en realidad fue como el quinto o sexto, porque antes tuviste que pasar por dos o tres abortos más. ¡ay, cacharpo! sola y a los meses otra vez le tuviste que caer a tu omá·amparo con otra criatura en brazos y con el cuento de siempre: «échenme la mano, omá; y yo le voy trayendo todo lo que le haga falta». y tu madre –al fin madre–: «ni modo que te deje la criatura para que la andes jalando de pulquería en pulquería, pendeja inrresponsable».

y del mazacuate ni sus luces.

es de aquellos vatos que agarran camino y no se detienen ni a echar una meada.

∞∞∞

hueso duro de roer el mazacuate; bien perversote el vato pero nomás no cae ante tus encantos. no se ablanda ni con el menjurje de polvo·de·uña que compraste en el tianguis. ¡ni a cogidas, vaya! y eso que la cacharpo ha intentado con todos los trucos puercos que ha aprendido en su arrastriza por el amor y los hoteles de paso donde ya se baña sin chanclas:

de chivito·en·precipicio,
beso·negro,
de changuito·pidiendo·pan,
coctel·de·ostión,
pateando·estrellas,
de pino·suárez·viendo·pal·zócalo,
el beso·del·payaso,
tente·en·el·aire,
de afilador,
dios·volcano,
y hasta el manatí.

pero por más desaguado que los deja la cacharpo el mazacuate no da su brazo a torcer y cuando menos se lo espera emprende el vuelo, como golodrino.

–¿pero cuál vuelo si tú y yo nacimos para arrastrarnos, cacharpo?

–bueno, emprendes el arrastre, mazacuatito –así te dice cuando se siente dulce, tiernita.

–eso sí –dice él.

–eso sí –dice ella.

así se la ha pasado el mazacuate: a la vuelta y vuelta. llega se queda unos días y se desaparece meses. siempre con sus pretextos, que si estuve enjaulado en santa martha acatitla; que si estuve enclaustrado con los testigos de jehová; que si me volvieron a entambar en santa martha, y quien sabe cuántas pinches excusas más. el pedo es que la cacharpo lo quiere de a deveras. quién sabe por qué si han pasado por sus carnes decenas de weyes tuvo que venir a enamorarse de este pedazo de ser humano. ¡chale! no cabe duda que cuando el destino cava hoyos es exactamente para que metas la pata en uno de ellos y te disloques el tobillo.

y a cojear, cacharpo;

a pedalearle a la subida;

a intentar entenderse con los arrebatos de tu malparido corazón.

desbaratada por la vida ahora vive donde puede. el pinche apodo se lo vinieron a poner en una de sus últimas chambas: boletera de los peseros que van del metro pantitlán a ciudad neza.

así que a veces renta un cuarto de azotea en el boulevard tecallis; y a veces va a dormir a casa de su omá en aragón; y a veces duerme en cualquier hotel de la avenida central o de la r-1. su vida transcurre de microbús en microbús escuchando al *haragán y cia* o al grupo reguetonero en turno.

no le hace falta nada más.

o sí:

unos vodkas y un toquesote antes del acostón,

y un toquesote después de.

∞∞∞

pero el mazacuate es ave migratoria, hemos dicho, y eso quiere decir que va y viene. y esta semana le tocó venir, caerle a la cacharpo después de años cuando la dejó colgada con aquel retraso en su regla que ahora sonríe y camina y pide de comer y vive con la omá·amparo y responde al nombre de *yuliana* –un pueblo del lejano oriente de donde vienen los tres reyes magos.

su puta madre, cacharpo, otra cosa se le hubiera ocurrido al mazacuate que venir a buscarte.

lo recibiste a golpes, faltaba más.

el pendejo ni cuenta se dio de por dónde le estaban cayendo los putazos. llegó al predio donde rentabas, muy campante el vato, abrió la reja, subió las escaleras que daban a la azotea y se apersonó frente a tu cuarto. ¡con qué pinche cinismo el mazacuate, cacharpo!

obvio lo tuviste que recibir a putazos.

ni se imaginaba el wey que ya lo estabas venadeando desde la esquina y ya se te habían encendido las mentadas de madre en el pescuezo. pero te aguantaste los gritos, cacharpo, nomás para poder acercarte quedito, subir las escaleras como gata, arrimarte al mazacuate por la espalda y –cuando lo tuviste a una distancia de piñata–, sorrajarle el primer putazo en la cabeza con una botella de caguama que habías recogido al pie de las escaleras.

el mazacuate se tambaleó pero no cayó el cabrón, es duro el hijo de puta. aguantó el primer botellazo y el segundo a puño cerrado.

ya chorreaba sangre cuando te pudo dar la cara.

ahí estaba él, delante de ti, ensangrentado de la jeta y con la guardia abajo, enclenque, como una ruina a punto de derrumbarse. pero no tuviste corazón para acabarlo, cacharpo.

ese es el pedo, morena, te ablandas delante de este pendejo.

te acobardas como ante nadie. así que soltaste la botella rota que empuñabas en tu mano derecha y a mano limpia le soltaste el tercer putazo.

amanecieron empiernados.

el pobre mazacuate bien puteado de la cabeza pero bien cogido. con el mazacuate entre tus piernas tú tienes sentido, cacharpo. más cuando se pone sedita como vientecito de primavera, parpadeándole con tus hermosos ojazos de yonky empedernido.

felices los dos.

con sonrisitas y todo.

bien cogida también tú y adolorida de las manos por los madrazos que le embrocaste.

–ni se te ocurra volver a largarte, mazacuatito –así le dices cuando te sientes dulce, tiernita; y así le dijiste ahora dándote besitos en la rajada de su cabeza.

–yo no quería, cacharpo. pero estoy muy pendejo para ser padre.

–ese no es pedo, mi rey, ya te lo he dicho. de los hijos yo me encargo de que haigan o no haigan –y abriste las piernas y repegaste tu pelvis a su muslo para que sintiera otra vez el calorcito de tus labios.

esa misma tarde fue cuando se lo propusiste, cacharpo. con tal de que no se largara otra vez. con tal de que se quedara siquiera unas semanas. ¡malaya! tuya fue la idea que ya andabas maquinando desde hacía semanas. y sabías que el mazacuate no la iba a rechazar porque te debía una: tú habías robador farmacias para complacerlo, así que ahora él tendría que coludirse contigo y aceptar tus condiciones, cacharpo, fueran las que fueran. y fueron estas:

–te tengo un bisnes –dijiste, y para pronto le propusiste el negocito de atracar peseros.

blandito dijo que sí el mazacuate.

y no por obligación o por devolverte el favor, sino porque le gustó un chingo. tú sabes reconocer cuando a un vato le gusta lo que le propones, cacharpo, y clarito te diste cuenta de que este bisnes al mazacuate le gustó,

le re-gustó.

–va –dijo en chinga–, pero hay que invitar a mi sobrino.

ahí sonreíste, cacharpo, porque entendiste que con dos culeros armados a ti te iba a tocar nomás infiltrarte con los choferes para poner el dedo en el conductor indicado, y luego, regresarte a tu casa sin riesgos. tú no ibas a atracar, cacharpo, lo iban a hacer ese par de culeros solitos.

–¿de qué pinche sobrino hablas? –preguntaste para que el pedo quedara bien clarito.

–el frente·de·olla –aclaró el mazacuate y a ti te brillaron los ojitos.

pero cómo adivinar, cacharpo, que después de cuatro atracos jugosos y sin perturbaciones, en el quinto se le fuera a torcer el rabo al puerco tan de fea manera.

cómo chingados adivinar, cacharpo, que el destino tenía preparada para ti una balacera de la que no todos salieron vivos.

seis:
el linchamiento

el frente·de·olla apunta su arma a los pasajeros. avienta pequeños grumos de saliva en cada mentada de madre. respira con dificultad y aprieta los labios al sentir como la lengua no le obedece al momento de decir palabra. sacude la cabeza porque siente que la realidad se le desploma. sujeta el arma con desesperación y amenaza a uno y a otra.

decide disparar.

va a disparar.

si no fuera porque el dedo índice no le responde ya hubiera apretado el gatillo ¡y que se lleve la verga a quien se tenga que llevar la verga, pedazos de mierda!

alza los ojos en busca del mazacuate, y como que le quiere gritar: «¡mazacuate!», decirle; o, «¡ayúdame, testículo!»; o «¡auxilio, israel! ¡tío!», gritarle pero solo gime, o muge, o gruñe, o grazna, o dice algo ininteligible porque la boca ya se le está yendo de lado.

alcanza a ver como una chava se pone de pie frente a él, y le clava la mirada; y como, también, otro hombre se planta desafiante a su derecha. el frente·de·olla no sabe que este hombre es el beltrán que por alguna extraña razón ha decido confrontarlo. también ignora, el frente·de·olla, que esa chava es artemisa y que está harta de andarse escondiendo y agachando la cabeza, y que lleva siete mil varos hechos rollito escondidos en los calzones y que esta vez está dispuesta a defenderse y es por eso que lo mira sin miedo.

el frente·de·olla siente una rabia inmensa porque a él ningún flaco pendejo se le pone al brinco y ninguna escuincla nalgas·meadas lo reta con la mirada; pero hoy le cayó el chahuistle y aquí le traigo su insuficiencia respiratoria, carnal, y sus boqueadas de mojarra fuera el agua, y su baba espumeando por el hocico, y su mirada desorbitada. pasa por su cabeza la mariana e intenta decirle: «china», pero nomás no le sale palabra. pasa también por su cabeza su hija que aún no conoce pero que no se quiere morir sin conocer, verla a la cara, mostrarle el índice para que la pequeña lo sujete. alcanza a medio ver el frente·de·olla a la cacharpo que no entiende ni madres, nomás lo mira con los ojos abiertos como linternas; y luego, despacito pero incesante esta realidad se va fundiendo a negro y el pobre vato pela los ojos y trompica y estira la mano temblorosa buscando la mano de la cacharpo que se está acercando a él toda sacada de onda y puede ver cómo el frente·de·olla suelta el arma que cae a los pies del chofer que ni tardo ni perezoso le pone una bota encima como diciendo: «véngache con su rey».

es lo último que ve el frente·de·olla, apenas alcanza a pensar: «¡ya valió verga!» antes de echar un borbotón de sangre por la boca y

desplomarse como costal de elotes;

a mitad del pasillo del microbús

sobre los audífonos de diadema de artemisa que están ahí tirados;

y por fin el joan sebastian se calla la bocota.

∞∞∞

escuchas a lo lejos un rumor profundo, como si una enorme colmena de moscas revoloteara en la distancia. o no, algo más sólido, un despedregadero de piedras, un camión de volteo que suelta su carga de grava a una cuadra de distancia. pero es media noche y en ecatepec no hay camión de volteo que descargue a estas horas, sobre todo porque aquí la obra pública se detuvo desde hace décadas y los recursos se van a engordar las cuentas bancarias de los políticos.

tú lo sabes porque tu valedor el emepé te mantiene al tanto de toda la mierda que se cocina debajo del comal de las apariencias. no es una colmena de moscas ni un camión de volteo pero algo es, porque ahora escuchas con mayor precisión el ruido y notas como se va convirtiendo en furia. más cercano y más nítido se va revelando: es un griterío mesclado con ladridos de perros.

el escándalo de una multitud enardecida.

«han de ser los de la antorcha campesina», alcanzas a pensar pero inmediatamente te das cuentas de que esa es una idea idiota, como poco. abres la ventana y el rugido de la gente te llega nítido. alaridos, mentadas de madres, ladridos, coches que arrancan a toda velocidad, gritos, maldiciones, improperios, órdenes, pasos que corren, cuerpos que saltan por las azoteas, insultos, culebras venenosas, injurias, rayos y centellas que salen de la boca de la raza enputadísima, fuera de sí. la gente de tu barrio persigue a alguien, le mientan su madre, lo maldice, lo condenan, lo buscan, lo acechan.

sin pensar te pones un short y sales rumbo al ruido. así te han enseñado en tu barrio. si hay baile hay que asistir, mi rey, sin peinarse. cuando cierras el zaguán de un golpe escuchas el primer disparo. una detonación corta y profunda y entiendes que se trata de un arma de calibre grueso. «¡verga!», alcanzas a decir ajustándote un tenis para poder emprender la carrera. llegas a la esquina y giras a la derecha. has caminado por ahí toda tu vida, conoces el barrio como nadie. es tu barrio, ahí creciste y ahí seguirás por los siglos de los siglos y dios quiera ahí has de morirte. igual que tu padre y que tu madre.

tu madre recién murió; y al salir alcanzas a ver su silueta en el reflejo del vidrio de la ventana de la cocina.

entiendes que ha venido nomás a darte la bendición para que no te involucres en cuestiones feas. eso te recomendó siempre, frente·de·olla: «no te involucres en cosas feas, javier», te decía. ella es la única que te nombraba por tu nombre. ella y la mariana, pero a la mariana aún no la conoces.

la conocerás después y hasta tendrán un hijo –hija será–; pero eso ahora tú no lo sabes.

lo que sí sabes es que tu madre ha muerto meses atrás y ahora estás solo con tu padre –que pese a sus más de setenta años aún sigue haciendo trabajos de plomería–, y que acabas de escuchar una trifulca a los lejos y una persecución y un disparo y ahora mismo estás escuchando el segundo, y el tercero, y el cuarto. tres tiros seguidos y esto se está poniendo de la verga, y desenfundas tu 22 mientras corres.

tomaste el arma al salir corriendo. nada más ponerte el short abriste el cajón de tu buró, empuñaste la 22 y saliste por piernas. esa pistola tu padre de la regaló. a escondidas de tu madre, ella no era de armas…, y a decir verdad ni tú, frente·de·olla. se te arruga la verruga cada vez que hay pleito, se te engarrota el hígado y se te entumen los pulmones.

pero en ecatepec o aprendes a agarrarte a tiros o te carga pifas. nomás hay de dos sopas: o la bebes o la derramas. y brincos dieras, frente·de·olla, por derramarla sin consecuencias, pero nel, derramarla quiere decir huir, dejar el barrio y ¿a dónde vas que más valgas, mi rey?

al llegar a la esquina te detienes. tu corazón comienza con sus impertinencias e insiste en colapsarse ahí mero, tumbarte en la puta calle y dejarte tirado a media banqueta como cáscara de tamal. sin siquiera estar en la acción, peor, sin siquiera ver qué chingados es lo que está ocurriendo en el barrio. «relájate, pendejo», te dices desde el fondo de ti. y los ladridos que no cesan, que no ceden.

escuchas entonces otras detonaciones mero del otro lado de la esquina e instintivamente pegas la espalada a la pared y sujetas tu 22 con ambas manos sobre el pecho como si deveras, como todo un policía de los bien puercos, como todo un delincuente de los meros chidos, como todo un actor de serie del canal 5. sepa la verga por qué los héroes adoptan esa postura de asalto, pero ahora podemos ver que la has aprendido bien, sin siquiera saber que la habías aprendido.

sin embargo ya sudas, frente·de·olla, ya te está invadiendo el mismo miedo de siempre, esa especie de engarrotamiento, esa nausea que te hace espumear la trompa, esa insuficiencia respiratoria. respiras hondo y te acuerdas del reflejo de tu madre en el cristal de la ventana de la cocina. recién murió y hace un ratito vino nomás a decirte que no te involucres en cosas feas, javier.

–esto no es una cosa fea, jefa; esto es defender el barrio – dices bajito y asomas los ojos por el borde de la esquina.

del otro lado la calle está vacía.

alcanzas a ver dos cuadras delante como atraviesa la esquina un grupo de seis o siete vatos. van armados con palos y fuscas. distinguiste sus siluetas. y aunque no las hubieras distinguido lo sabes. te pareció reconocer entre ellos a uno de los hijos de don sebas, el ruco de la vinatería de la avenida quinto sol.

sales en chinga porque los gritos se alejan hacia el norte, rumbo al lago. puedes escuchar ahora las mentadas de madre más culeras.

–¡se fue por la zapotecas. se fue por la zapotecas! –alguien grita y te parece reconocer la voz del aguas·negras.

tú persigues al grupo y escuchas a otros grupos alrededor. alguien grita por el rumbo del mercado, otros dos disparos truenan por en dirección al metro. «lo están rodeando», piensas y te detienes en seco. conoces perfectamente bien el barrio, frente·de·olla, aquí creciste y aquí aprendiste a darle tus primeras pedaleadas a la bici y al tabaco. has caminado de noche, de madrugada, de día, por arriba y por abajo, por adentro y por afuera el barrio entero, casa por casa, azotea, por azotea, lote baldío tras lote baldío. sabes que si tú fueras el ladrón lo que harías sería intentar cruzar la hank gonzález, luego el circuito mexiquense para llegar al mero lago y sumergirte en esos líquidos de cagada hasta que me den por muerto. y la única manera de atravesar la hank gonzález es por el puente peatonal de la estación del mexibús, josefa ortíz.

a la carrera dejas de seguir a la raza y solito agarras rumbo al puente. vas cagado de miedo, frente·de·olla, la sola idea de que pudieras tener razón te quita el aliento, te engarrota.

te caga ser deductivo y tener que atender tus putas deducciones. ya te había pasado en la secundaria, frente·de·olla, en lógica eras el mero machín, en cálculo hasta te querían becar; y el profe de ajedrez te tenía fe. «el único pedo que tienes es que naciste en ecatepec, aparicio, si no, otro gallo te cantaría», «¿cuál gallo?», dijiste tú, «si aquí nomás hay perros».

llegas al puente peatonal del mexibús y en putiza subes las escaleras y arriba te atrincheras en una esquina y esperas.

te viene otra vez el recuerdo de la secundaria, frente·de·olla, tu profe de ajedrez enseñándote el silencioso acecho de un fianchetto; o el salto mortal de un caballo al realizar un doble ataque; o el desconcierto de la entrega de una pieza con miras a ganar una posición.

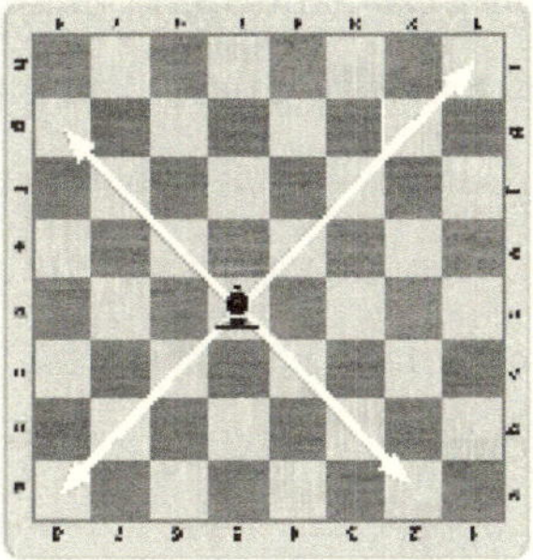

te tenía fe el profe: «tienes hondura, sabes ver lo que puede ocurrir en cuatro o cinco juagadas... ¡chale! si no hubieras nacido en ecatepec, chamaco...», y qué razón tenía porque ahora te encuentras atrincherado en este pútrido puente peatonal que atraviesa la avenida hank gonzález esperando a ese pobre pendejo que se le ocurrió meterse a robar en barrio de rateros.

una perfecta idiotez, frente·de·olla, como ir a vender ataúdes al panteón o crema para las arrugas al asilo.

pobre del wey ese, ya te está dando lástima desde ahorita.

nada más pensar en la adrenalina que le viene haciendo retumbar el pescuezo; nada más pensar en los huevos que trae colgando de la garganta ya te está dando lástima el pendejo. pero ni pedo, mi rey, aquí en ecatepec se debe matar a quien se debe matar y san·se·acabó. y ahora te tocó a ti, nomás por deductivo que resultaste desde la primaria.

eras bueno para la estrategia, méndigo: hacías combinaciones de tres o cuatro jugadas obligadas. la táctica también te gustaba pero sobre todo la estrategia. el largo plazo, el plan sereno y pensando, la espera..., que es justamente lo que te tiene aquí, ahora, atrincherado en este puente peatonal y esperando al pobre pendejo que se le ocurrió meterse a robar en barrio de rateros y al que no lo vas a dejar ni parpadear: en cuanto lo veas le vas a meter un plomazo donde le pegue; luego, ya caído, otro, no vaya a ser que aún le queden fuerzas al putito y vaya a venir armado y te madrugue por confiado.

por eso mejor así:

dos plomazos y a la verga.

∞∞∞

esa noche el beltrán escuchó el borlote desde la incomodidad de su sillón del futbol y como que quiso salir con su 9-milímetros y poner orden a balazos. pero no hizo nada el beltrán.

no sabe cómo hacer las cosas que hay que hacer.

además le acababan de dar su uniforme de *guardia de seguridad* de *eagle security* y no quería ensuciarlo. eso fue lo que se dijo, aunque la realidad era que ni siquiera sabía disparar su arma y que en caso de salir saldría sin uniforme. porque pocas cosas sabe, el beltrán, pero una de ellas es que traer un uniforme de *guardia de seguridad* de *eagle security* es lo mismo que traer una diana, o un blanco, o un letrero colgado del pescuezo que dice:

péguele al chango

pero con todo y dudas el beltrán salió. sin uniforme eso sí. sin arma y nomás a echar un par de mentadas de madre para sentirse valiente: «¡chinguen a su puta madre, rateros de cagada!», gritó esparcido entre la multitud, anónimo. ni siquiera se dio cuenta el pendejo que no eran varios sino uno, y que su grito tuvo que haber sido en singular y no en plural. ni siquiera se dio cuenta el beltrán. tampoco notó que, su hijo el menor, el ulisitos, por ahí andaba de revoltoso. ya oliendo a tíner el chamaquito y ya aprendiendo a enardecer, ya siendo instruido en las artes del maltrato, la injuria, la vileza, la solidaridad y el odio.

después de echar tres mentadas de madre el beltrán volvió a

su casa, se metió a la cama y se quedó dormido. sin saber dónde andaban sus hijos se quedó dormido, como si no debiera nada.

esa noche le vino el mismo sueño de siempre: su padre lo columpiaba en un columpio colgado de un árbol en mitad de un potrero en su pueblo de hidalgo. era feliz en el sueño, el beltrán, sonreía. sentía el viento moviendo su pelo y las manos de su padre en su espalada al momento de impulsarlo. de pronto el beltrán se giraba buscando la mirada de su padre y le hacía una pregunta. en el sueño su padre escuchaba la pregunta, y como única respuesta, se echaba a llorar.

∞∞∞

no te equivocas, frente·de·olla. te digo que eres estratega porque dentro de pocos minutos el ladrón intentará cruzar por donde tú estás. lo sabes porque a lo lejos comienzas a escuchar el bullicio acercándose. los chiflidos. el ladrido de los perros.

ahí vienen, frente·de·olla, hacia ti.

no tarda en llegar el ladrón porque ya puedes ver incluso los haces de luz de las linternas atravesando el cielo. y ya escuchas los gritos: «¡que no se cruce el puente! ¡que no atraviese la hank gonzález!»

y entiendes entonces que el perseguido estará delante de ti en segundos. te viene el recuerdo otra vez, frente·de·olla, del reflejo de tu madre en el cristal de la ventana de la cocina. recién murió y hace un ratito vino nomás a decirte que: «no te involucres en cosas feas, javier». tragas saliva porque se te están anudando dos ideas en la cabeza:

una: pegarle un tiro al ladrón y convertirte en el héroe de ciudad azteca

dos: hacerte pendejo y largarte a tu casa, a tu cuarto, con tu padre que últimamente, después de la muerte de tu madre, ya casi no habla; nomás dos tres cosas contigo y dos tres cosas con sus plantas.

te preparas para disparar, hincas una rodilla en el suelo, amartillas la 22 y apuntas a la boca de las escaleras esperando que aparezca una sombra grande, bestial, peligrosa...

pero no aparece el ladrón sino un morro como de dieciséis años.

todo espantado el vato y sudando frío.

todo tembloroso y hediondo a tíner.

famélico.

nomás con un short y una playera mugrosa y vieja estampada con un puto mikymaus.

el pinche mikymaus sonríe en su playera. el morro no.

está pálido el wey.

boquea.

no disparas, frente·de·olla ¡chale!, te falta maldad, te falta eso infecto que tienen los asesinos.

–no te muevas, pendejete –dices en vez de jalar el gatillo.

y nada más escucharte el morrito agacha la cabeza y comienza a aguantar las lágrimas. sales de tu escondite apuntándole con la 22 y te le pones delante, como a dos metros de distancia. el morro levanta la jeta, te mira y se mea del susto. literalmente. eres testigo, frente·de·olla de como el mugroso short del morro de no más de dieciséis se va humedeciendo hasta que un hilo de orín baja por la parte interior de sus piernas, moja sus tenis y comienza a hacer un charquito en el puerco suelo del puente peatonal que cruza la hank gonzález.

el morro ni *pío* dice. sus lágrimas ya se le están escurriendo también y van goteando en la jeta del mikymaus de su playera.

tu respiración está igual de agitada que la de él, frente·de·olla. con cautela te acercas y lo examinas: ni para basculearlo porque el vato no trae nada encima, nomás su short y su playera.

–¿que chingados crees que estás haciendo, chamaquito pendejo?... ¿no te han enseñado que en el barrio no se roba?

–me mandó el rufles –masculla el morro. me dijo que si no le llevaba el varo de la tienda del ruco me iba a matar.

–pues de todas maneras te vas morir, pendejo.

el griterío se acerca, los haces de luz ya atraviesan el cielo de arriba de tu cabeza.

nunca has sido violento, frente·de·olla ¡maldita sea! esa es tu perdición, quien diría que si dios te hubiera dado dos centímetros más de crimen no hubieras hecho lo que hiciste.

y lo que hiciste fue dejarlo ir.

al morro de no más de dieciséis lo dejaste ir.

sabiendo que si alguien se enteraba de lo que hacías la putiza la recibirías tú.

sabiendo que te jugabas la vida lo dejaste ir.

–llégale a la verga –dijiste triste, derrotado. y lárgate también del barrio esta misma noche, porque si el rufles se entera de que aquí andas, te va a meter un plomazo en la cabeza, te escondas donde te escondas.

el morrito baja la cabeza y no dice nada. mudo el cabrón.

–¿entiendes, pendejo? –te acercas y le levantas la cara con el cañón de tu 22.

el morrito asiente.

le das un zape en el cogote y lo ves alejarse de prisa, perderse del otro lado del puente peatonal, chancleando los tenis rotos. incluso alcanzas a verlo bajar las escaleras en chinga, deslizándose por el barandal, como gato: porque en ecatepec hay que ser un poco gato para mantenerse con vida.

luego pegas la carrera frente·de·olla, pero en dirección opuesta porque si te topa ahí la banda el linchado serás tú. nada más bajar del puente tienes que meterte debajo de un carro porque la raza ya llegó enardecida.

ya trae su fiesta de lumbre y balas.

ya está lista para rajar panzas y pescuezos.

hasta antorchas traen, lo culeros: se les metió un alma de la edad media y encendieron sus antorchas y gritan demencias de crucifixiones y hogueras. horizontal, desde debajo del carro donde te entuzaste sientes sus pasos pisando al lado de tus orejas y aguantas la respiración.

los cuentas, frente·de·olla: uno, dos, tres, cuatro, nueve, quince, ¡verga!, veintidós culeros armados con palos y fogones y linternas y antorchas detrás de un morrito de no más de dieciséis.

«llámale al yobis, culero», escuchas decir a uno de ellos y sabes entonces, tienes la certeza cruel, de que el morrito de no más de dieciséis tendrá que ser muy sigiloso, cauto, osado, temerario, audaz, fugaz, frugal, veloz y certero si es que quiere salir vivo de este pedote en el que se metió.

porque el yobis es un legítimo hijo de puta, de a deveras y no mamadas. un líder nato extraído de las mismísimas aguas puercas del gran canal:

el mero patrón de la 2ª sección de ciudad azteca.

desde debajo del carro dejas pasar unos minutos antes de salir todo polvoso. en chinga cruzas el puente tras ellos, para que vean que tú también eres barrio, frente·de·olla; para que sientan que tú también eres una lacra igual que ellos. hasta levantas tu 22 con ostentación; hasta pelas los dientes igual como hiena; hasta sueltas pequeños grumos de saliva en cada mentada de madre mientras les vas dando alcance.

y mero cuando te acercas a la jauría que se ha detenido en la esquina de quetzalcóatl y fuego nuevo, ya en la 2ª sección de ciudad azteca, te das cuenta de que el destino se le torció todito al morro, porque el yobis movilizó a su ejército de ratas y malparidos y ya lo cercaron.

–esta puta rata ya no tiene escapatoria –escuchas decir al yobis enseñando el diente de oro y después de leer un mensajito que le acaba de llegar al celular.

y tú sabes, frente·de·olla, que es verdad; que lo que dice el yobis es palabra de dios porque es un legítimo hijo de puta, de a deveras y no mamadas; un líder nado extraído de las mismísimas aguas puercas del gran canal:

el mero patrón de la 2ª sección de ciudad azteca.

∞∞∞

don sebas aseguró que el ladrón iba armado, que no paró en amenazas e improperios en su contra: «ora va a saber a qué sabe el patas·de·bola, viejo sebudo», dice que le dijo, «y si bien le va sale nomás con un plomazo en su panzota tamalera».

–y eso ofende, frente·de·olla, eso ofende.

–¿pos cómo chingados no va a ofender, don sebas? una cosa es una cosa y otra cosa es otra cosa.

–eso mero digo yo: una cosa es que te roben, que te tumben el varo, y otra muy diferente que te ofendan, que se metan con tu persona.

te habías topado a don sebas en mitad de la calle un poco antes de hacer tus deducciones con respecto al ladrón y al puente que atraviesa la hank gonzález. lo encontraste rezagado de la banda, armado con un tubo y echando el bofe por el hocico. resollaba don sebas y se limpiaba el sudor con su paliacate.

–yo le dije al cabrón que se iba a arrepentir, que mejor soltara el arma y que se fuera a verga en santa paz. pero el pendejo todavía me brincó muy acá, muy perro y me dio un putazo en la mera jeta –argumenta don sebas y se agacha para mostrarte una rajada en su cabeza.

lo que no dice don sebas es que en realidad esa rajada se la hizo él solito cuando intentó huir al descubrir al ladrón. estaba bien entretenido el ruco viendo un video en su teléfono celular que le había enviado su compadre nacho –igual de ruco que él– donde aparecía una tremenda morena acercando las tetas a cámara y luego llevándose el índice a la boca. oyó ruidos en la trastienda y sin querer, todo cagado de miedo, fue a echar un vistazo. todavía llevaba el teléfono en la mano y el video se repetía una y otra vez. al entrar a la trastienda a oscuras el ladrón se sintió descubierto, en chinga pegó la carrera pero trastabilló con unas cajas de jabón en polvo y tumbó unos anaqueles dejando un reguero de pan, galletas, latas y comida para gato. aun así, pegó de brincos hacia la pequeña ventana del fondo por donde se escurrió como trucha.

nada más entrar en la trastienda a oscuras y descubrir al ladrón, don sebas reculó todo panikeado, tropezando con esto y con lo otro hasta que se fue de puras nalgas contra el suelo, golpeándose la cabeza con el mostrador. hasta por allá fue a dar su teléfono desde donde la tremenda morena seguía acercando las tetas a cámara y luego llevándose el índice a la boca.

así lo fue a encontrar su mujer: caído como *los caídos* y ensangrentado de la jeta. y supo su mujer, que en realidad el ladrón ni tocó a don sebas, pero también se lo calló, porque en ecatepec no tener huevos es peor que tener lepra o sarna. el que no tiene huevos es un pobre pendejo.

la gente de paz no sirve para una chingada en este barrio.

así que don sebas miente para salvar su pellejo y su mujer igual.

porque si alguien se entera de que en realidad la rajada se la hizo él solito y por pendejo, seguro que desde mañana llegan a cobrarle derecho de piso nomás por maricón pinche viejo sebudo, como dice que le dijo el ladrón.

lo cierto es que don sebas miente y miente su señora también. y debido a esa mentira es muy probable que el ladrón termine despellejado por un grupo de hienas armadas con palos y antorchas, como en el siglo xii, me cae.

sin embargo don sebas siente el remordimiento y como que en algo quiere redimirse:

–pero la culpa la tuvo el morro... ¿cómo se le ocurre meterse a robar en nuestro barrio? se necesita estar muy muy muy pendejo deveras.

–o muy necesitado –dices, frente·de·olla, y como que ese comentario le suena raro a la raza. ya se habían juntado varios, siete u ocho vatos tatuados de los antebrazos y las manos, los dedos, aretudos, todos con su flequito güero de ecatepec.

–¿qué quieres decir, frente·de·olla? –te pregunta el lobo, un vato todo prieto, con un arete en el labio de abajo.

–todos sabemos que pa'meterse a robar al barrio debes estar o bien pendejo o deveras bien erizo... porque si te apañan, te cargó la verga... y pa'mí que el morro no es pendejo, pa'mí que andaba bien erizo.

–¿y tú cómo sabes que es un morro, culero? –te encara el lobo.

–lo acaba de decir don sebas –dices en putiza, sin pensarlo.

y el lobo y los otros culeros voltean a verlo:

–¿a poco sí es un morro, don?

y don sebas siente la pálida, siente que se caga para dentro, siente que se desagua el culo y que en cualquier momento se le va a solar la pedorrera nomás del puro pinche susto. pero uno de aquellos vatos lo salva cuando comenta.

–simón que sí, culeros, es un chavito. por poco lo topamos atravesando el baldío de tepanecas, pero nomás lo columbramos a lo lejos. es un pendejo morrito todo cagado de miedo.

y ese avistamiento lo saca del pedo y te saca del pedo a ti, casi podríamos decir que les salva la vida porque en ecatepec cualquier traición es alta traición.

sabes cómo le va a ir al morrito si lo encuentran, frente·de·olla, conoces a la rinoceronta raza de ecatepec y sabes que si lo apañan son capaces de despellejarlo. literalmente, carnal, literalmente. y luego empalarlo, o sea, meterle un palo por el culo.

para colmo ni una pinche patrulla porque en ecatepec las patrullas no patrullan; sino que piden permiso para pasar a dar el rol y si se les concede nomás entran, salen y se abren a la verga.

así: entran, salen y se abren a la verga.

y a decir verdad nomás entran por su guato de mota o su pelota de coca y luego se abren porque si se les ocurre quedarse a patrullar o a ver qué encuentran, la raza los muele a tiros.

porque en ecatepec está bien visto matar a puercos; y la banda, sin presunción, anda mucho mejor armada que la tira.

∞∞∞

la mujer de don sebas lo encontró tirado en mitad del reguero de productos, a oscuras, nomás iluminada la trastienda por el celular de don sebas que seguía repitiendo una y otra vez a la tremenda morena acercando las tetas a cámara y luego llevándose el índice a la boca. lo bueno es que la mujer de don sebas ya no está en el tiempo de sentir celos, es más, no sintió nada: ni al ver el video ni al encontrar a su marido descalabrado y puje y puje intentando ponerse de pie. encendió la luz y tuvo que hacer un gran esfuerzo para poder poner de pie a su marido y sentarlo en un banquito.

–¿qué te pasó?

pero don sebas es un viejo mañoso e inmediatamente comenzó con su versión: que era un vato alto y mamado, violentísimo; que casi lo desarma pero a sus años…; que hasta soltó un tiro el wey y don sebas tuvo que levantar las manos; que si le robaron lo de la renta de tres meses y los ahorros de todo el año…

lo bueno es que su mujer no le cree ni madres. hasta un poco de lástima le da el ruco. como que piensa que la grasa de la panzota se le está subiendo a la cabeza y carbura mal. así que después de sentarlo en el banquito le pegó un grito a sus hijos y al ver la escena luego-luego sacaron sus navajas y sus garrotes y dieron por hecho que la rajada en la cabeza había sido causada por el ladrón.

–¿dónde está ese perro? –escupió el mayor y don sebas señaló la zotehuela.

–pero está armado –mintió el ruco cobarde, culero.

–¿con fusca o con filo? –preguntó el de en medio.

–fusca –siguió mintiendo el ruco cobarde, culero.

–yo también –dijo el menor y sacó su pistola y de un chingadazo abrió la puerta de la zotehuela y salieron como alma que lleva el diablo, ardientes, ardiendo, iracundos a gritos y a plomazos en busca del ladrón.

ya no estaba el morro para entonces. ya se había escabullido como rata por una rendija mínima que había en el techo y se había colado a la azotea y ya saltaba de tinaco en tinaco muerto de miedo el cabrón y sudando frío porque en ecatepec las noches no se calientan ni a mentadas de madre.

∞∞∞

aquella noche artemisa también escuchó el griterío y quiso salir a averiguar pero su madre la detuvo.

–ni se te ocurra, mija –le advirtió. si te metes en esa bola estoy segura que saldrás lastimada.

–sé defenderme, chelo.

–ay, mijita, ante esta manada de orangutanes nadie sabe defenderse… ni ellos. ya verás cómo terminan pegándose de mordidas entre ellos.

–pero chelo, es nuestro barrio, es nuestra casa.

–gracias a dios, mija. y si queremos que siga siendo así más nos vale no meter las narices donde no nos llaman… ya dios se encargará.

pese a todo artemisa no hizo caso, sino que se encaminó hacia la puerta de la calle, pero justo antes de salir, chelo desenfundó el chantaje y ahí se acabó lo que se discutía:

–mija –dijo a las prisas–, tú bien sabes cómo anda mi corazón..., así que, si no quieres matarme de la pura angustia, ni se te ocurra abrir esa puerta.

entonces artemisa, aunque está harta de no poder ni asomar las narices en ese barrio de mierda,

aunque está harta de no poder decirle al mundo que está enamorada de la andrea,

aunque está harta de tener que caminar agachando la cabeza y cruzarse de banqueta cuando viene un wey en sentido opuesto,

aunque quisiera salir con minifalda, cierra la puerta que ya estaba abriendo y se mete encabronadísima a su cuarto a intentar dormir pese al desmadre de allá afuera.

la afección cardiaca de su madre ha servido para achatar cualquier esquina puntiaguda de la voluntad de artemisa.

estaba ya durmiendo cuando la despertó el alboroto y eso le cagó la madre. porque artemisa debe irse a la cama máximo a las nueve y media para así dormir al menos seis horas antes de que el pinche despertador suene diciéndole que hasta aquí llegaron sus horas de descanso, señorita. así que agarre sus trapitos y métase al baño a bañarse a jicarazos porque ha de estar tempranito en la fábrica y de aquí para allá son más de dos horas. artemisa sufre cuando por alguna razón se le escapan las horas de sueño. si ya son las diez, por ejemplo y ella aún está despierta, sufre. hace cuentas y piensa: «nomás voy a dormir cinco horas», o «todavía puedo rescatar cuatro horas y media». así se ha ido nomenclaturando su vida, de hecho. cuenta las horas de sueño y a partir de eso planea su vida, por eso le caga el insomnio, que afortunadamente no es muy frecuente en ella.

pero cuando aparece le caga. «solo dormiré cuatro horas», dice revolcándose en la cama. «ahora solo tres ¡chale!».

pero ha habido un par de insomnios que ha disfrutado mucho, uno de ellos fue cuando por primera vez se besuqueó con la andrea. fue tan intenso el recuerdo esa noche, que desde la intimidad de la madrugada se masturbó sin ruido, para que chelo, su madre, no la escuchara en el cuarto contiguo.

estaba ya durmiendo cuando la despertó el alboroto, dijimos, y ahora se le están escurriendo las horas de sueño porque ya pasa de la media noche. así que mañana tendrá que echarse un coyotito en el pesero que va hasta indios verdes porque si no en la fábrica no la va a librar y reportes ya no quiere.

está hasta los ovarios artemisa de nomás ver y callar, de nomás asomarse por la ventana a ver que chingados pasa pero sin participar, escondida porque somos dos mujeres solas, mijita y no vaya a ser que un fulano se le voltee la cabeza y nos venga a hacer el mal.

y artemisa piensa que sí, que es verdad, que dos mujeres solas en ecatepec es un riesgo permanente.

por eso quiere comprarse un carrito para ya no tener que salir a las cuatro y media sino a una hora después. y así ya no exponerse en el pesero cuando todavía es noche cerrada. o en una de esas seguir ahorrando y largarse; convencer a su madre de malvender la casa y con eso dar un enganche en cualquier otra colonia fuera del edomex. la álamos, por ejemplo; la obrera o la doctores o la portales o tacubaya. cualquiera de esas está menos pinche que ecatepec. cualquiera está menos aporreada, derruida, olvidada, violentada, descuidada, percudida, ajada, rozada, garrapateada, almorraneada que ecatepec.

porque ecatepec no es el culo del mundo, sino el grano supurante en el culo del mundo.

y luego ya.

artemisa no piensa en linchamientos ni antorchas ni balazos, lo que quieres es paz, tranquilidad y la andrea. está harta de los atracos y las madrugadas oscuras y hediondas; está harta de la afección cardiaca de su madre y de la misa de los domingos… pero ni pedo aquí le tocó vivir y aquí malvive. mejor que se vaya conformando con un boiler y una puerta para el baño. por eso ya le entró a la tanda y primero dios se la dan en un par de meses y entonces sí a liberarse. porque lo que artemisa piensa, entre otras cosas, es comprarle a chelo una pantalla plana, y meterse a un hotel de la vía morelos con la andrea que ¡ay, dios mío! cómo me hace mojar calzones la andrea.

así que desde ahí donde se encuentra –encerrada en su cuarto sin poder dormir por el desmadre de afuera–, artemisa nomás agarra el teléfono y le envía un mensaje a la andrea diciéndole que «este pinche barrio apesta, andrea. por favor, llévame contigo», pese a que de nada le serviría, porque la andrea vive *iztapalapa* que por sobrenombre lleva iztapalacra gracias a la plaga de malandros que ahí se cosecha.

sí, pero afuera ay un
desmadre
andan correteando
un vato por las azo-
teas

no salgas

ni loca

encierrate mi amor

si no te preocupes

metete a la cama y
piensa en mi

eso estoy haciendo

y yo

luego la conversación se va a territorios más húmedos, más líquidos, más calientes.

afuera seguía la persecución porque cuando una jauría de ecatepec inicia la caza no se detiene hasta conseguir a su presa. sea cual sea la presa: un guepardo roba·coches; o un hipopótamo uniformado; o una furcia serpiente; o un enemigo orangután; o un morro pichoncito. «sea lo que sea se le encuentra y se le despelleja. en ese orden, culeros», ya había dado la orden el yobis y la raza ya estaba peinando la zona como buitres, como hienas, como hormigas arrieras. ácido fórmico en los pinches colmillos de la banda emputadísima.

∞∞∞

encontraron al morrito, frente·de·olla, tenías razón. lo fueron a pescar, literalmente, entuzado en un tinaco, con el agua hasta el cuello, nomás sacando la cabeza para no morirse ahogado. ahí estaba el pobre vato de no más de dieciséis todo tembloroso y catatónico.

ido.

y por una parte mejor, porque así ya no sintió los putazos, los navajazos, los madrazos, los tubazos, los chingadazos, los cuchillazos, los golpazos, los cinturonazos, los zurdazos, los tehuacanazos, los picahielazos, los vergatanazos porque nada más pisar tierra, todos, juntos, hechos bolas, le cayeron encima como pirañas.

∞∞∞

la cacharpo también escuchó el desmadre.

desde su cuarto de azotea y –a falta del mazacuate–, con otro vato entre las piernas oyó los gritos, el barullo, la mentadera de madres. «pérame, papi», le dijo al gordito que tenía encima y encuerada fue a asomar los ojos por la ventana. alcanzó a ver la bola de desaforados con antorchas y cuchillos.

–ora sí: se va a acabar el fin del mundo –dijo y en su rostro se dibujó una certeza divina, como si deveras lo que estuviera diciendo la cacharpo fuera verdad absoluta, verdad de dios. tan límpidas fueron sus palabras que el gordito con quien estaba sintió una mano huesuda acariciándole la columna vertebral desde la punta hasta la base, enfriándole todos los nervios del cuerpo.

–no digas eso, cacharpo. hasta escalofríos me dieron.

pero la cacharpo ya no lo escuchó, porque estaba ya subiéndose los calzones y poniéndose los jeans, embrocándose una sudadera y buscando sus botas para salir en chinga a presenciar el apocalipsis.

–¿dónde vas?

–¿cómo qué dónde?... se está acabando el fin del mundo aquí mero, en ecatepec... y estaría bien pendeja si me quedo acostadota. quiero ver el fin del mundo con mis propios ojos –y antes de salir agarró de un manotazo la media botella de tequila que tenía sobre la mesita que servía de sala, comedor y cocina.

la recibió la madrugada y el bullicio alejándose hacia la zona de la hank gonzález. todavía pudo ver el resplandor de las antorchas y los haces de luz trazando geometrías en el cielo. sin pensarlo agarró camino pegándole de tragos a su tequila. cruzó la hank por el puente vehicular de boulevard teocallis hacia la 2ª sección de ciudad azteca, territorio del yobis y punto.

algo le estaba haciendo daño a la cacharpo porque neta en su fuero interno tenía la certeza de que estaba a punto de presenciar el fin del mundo.

y no se equivocó, porque cuando giró en la calle de xitle, a lo lejos, en la mera esquina de paricutín y penachos, puedo ver a la muchedumbre ardiente, ardiendo, haciendo arder con su ardor.

con forme se fue acercando, la cacharpo se fue percatando de lo que estaba pasando.

«el fin del mundo»,

alcanzó a decir cuando fue entendiendo que aquel amasijo de carne y sangre atado a una tranca que soportaba atravesada sobre sus hombros y que le hacía llevar los brazos abiertos como un cristo,

era un morro.

no veía el amasijo aquel, era imposible porque en vez de ojos tenía dos protuberancias negras que supuraban cuajarones de sangre y pus o lodo o leche.

tampoco caminaba el amasijo aquel, le era imposible porque en vez de piernas tenía dos hilachos de carne magra todos rayados, trazados, rasgados, rasguñados igual supurando pus o sangre o lodo o leche.

ni siquiera cargaba el madero que llevaba atravesado en los hombros el amasijo aquel, porque más bien un vato en cada extremo lo levantaba, lo arrastraba hacia el puente de teocallis rumbo a la 1ª sección de ciudad azteca, porque en ecatepec la venganza debe de hacerse donde debe de hacerse, no en el territorio de otros: en ecatepec la justicia tiene jurisprudencia.

tuvo que meterse un chingadazo feroz de tequila la cacharpo para aguantar el putazo.

nunca en sus pinches años de perra había visto nada igual.

ni en los barrios más culeros de esta pinche ciudad, ni en los hoyos más renegridos de esta mierda, ni en los agujeros más fétidos, ni en sus peores y abominables pesadillas.

«el fin del mundo», volvió a decir antes de volver a su pocilga decidida a remojarse en tequila el resto de su miserable vida.

∞∞∞

tú, frente·de·olla no viste cómo sacaron al ladrón del tinaco a punta de vergazos y de pistola. ni como le arrimaron una antorcha a los pelos, ni como lo desnudaron. afortunadamente no te tocó ver cómo le llovieron las patadas al pobre morro de no más de dieciséis porque si no, quién sabe qué hubieras hecho, frente·de·olla. te hubiera tocado tener que decidir entre defenderlo, o hacerte pendejo, o entrarle a los putazos nomás por aparentar.

pero esa noche estabas de suerte y no te tocó decidir. quien no estuvo de suerte fue el morro, porque lo mancillaron, le tumbaron los dientes, le dejaron los ojos como pelotas, lo escupieron, lo mearon.

luego le ataron una tranca sobre los hombros que le hacía mantener los brazos abiertos, como un cristo, y lo hicieron caminar a media calle desde la esquina de paricutín y penachos hasta la 1ª sección de ciudad azteca. porque en ecatepec, hemos dicho ya, la justicia tiene sus jurisprudencias.

cuando atravesaron el puente de teocallis el morro ya no vivía pero nadie se dio cuenta. aun así lo siguieron arrastrando por la avenida hasta la esquina de la vía lópez mateos.

ahí, recargaron al amasijo en un poste y le colgaron del pescuezo una cartulina con un letrero que decía:

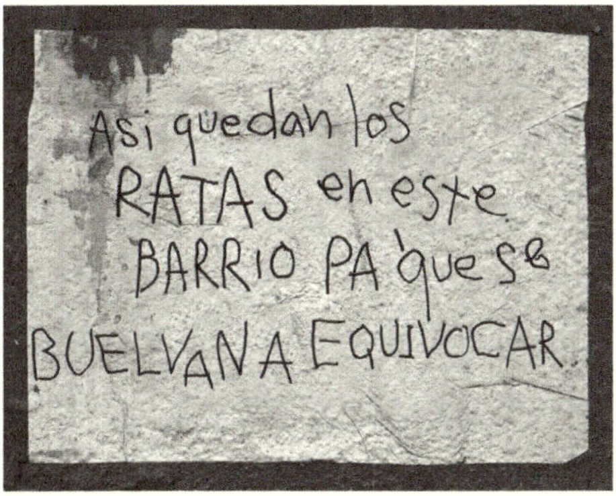

siete:
la artemisa y la andrea

el frente·de·olla apunta su arma a los pasajeros. avienta pequeños grumos de saliva en cada mentada de madre. respira con dificultad y aprieta los labios al sentir como la lengua no le obedece al momento de decir palabra. sacude la cabeza porque siente que la realidad se le desploma. sujeta el arma con desesperación y amenaza a uno y a otra.

decide disparar.

va a disparar.

si no fuera porque el dedo índice no le responde ya hubiera apretado el gatillo ¡y que se lleve la verga a quien se tenga que llevar la verga, pedazos de mierda!

alza los ojos en busca del mazacuate, y como que le quiere gritar: «¡mazacuate!», decirle; o, «¡ayúdame, testículo!»; o «¡auxilio, israel! ¡tío!», gritarle pero solo gime, o muge, o gruñe, o grazna, o dice algo ininteligible porque la boca ya se le está yendo de lado.

alcanza a ver como una chava se pone de pie frente a él, y le clava la mirada; no sabe que esa chava es artemisa, que es vecina suya pero que jamás se han visto; que está harta de andarse escondiendo y agachando la cabeza; que lleva siete mil pesos hechos rollito escondidos en los calzones y que esta vez está dispuesta a defenderse y es por eso que lo mira sin miedo. también otro hombre se planta desafiante a su derecha, y el frente·de·olla tampoco sabe que este hombre es el beltrán, que también es vecino suyo y que tampoco lo conoce; pero que hace algunos años, el día que torcieron a un morrito que cometió la impertinencia de meterse a robar a la tienda de don sebas, estuvieron a punto de toparse en mitad de la multitud ardiente que cometió el linchamiento.

el frente·de·olla siente una rabia inmensa porque a él ningún flaco pendejo se le pone al brinco y ninguna escuincla nalgas·meadas lo reta con la mirada; pero hoy le cayó el chahuistle y aquí le traigo su insuficiencia respiratoria, carnal, y sus boqueadas de mojarra fuera el agua, y su baba espumeando por el hocico, y su mirada desorbitada. pasa por su cabeza la mariana e intenta decirle «china», pero nomás no le sale palabra. pasa también por su cabeza su hija que aún no conoce pero que no se quiere morir sin conocer, verla a la cara, mostrarle el índice para que la pequeñita lo sujete.

medio alcanza a ver el frente·de·olla a la cacharpo que no entiende ni madres, nomás lo mira con los ojos abiertos como linternas; y luego, despacito pero incesante esta realidad se va fundiendo a negro y el pobre vato pela los ojos y trompica y estira la mano temblorosa buscando la mano de la cacharpo que se está acercando a él toda sacada de onda y puede ver cómo el frente·de·olla suelta el arma que cae a los pies del chofer que ni tardo ni perezoso le pone una bota encima como diciendo: «véngache con su rey».

es lo último que ve el frente·de·olla, apenas alcanza a pensar:

«¡ya valió verga!» antes de echar un borbotón de sangre por la boca y

desplomarse como costal de elotes;

a mitad del pasillo del microbús

sobre los audífonos de diadema de artemisa que están ahí tirados;

y el joan sebastian por fin se calla la boca.

∞∞∞

a tu madre la criaron a distancia, artemisa; será por eso que parece que tiene rayos equis u otros poderes, porque a veces adivina lo que estás pensando. te contesta antes de que tú preguntes. «hoy es miércoles», te dice, por ejemplo mero cuando tú estás a punto de preguntarle qué día es hoy.

te pasa las cosas que justo necesitas. te acerca una cuchara en la comida, te da el peine, te busca una chamarra. «son dones que le dio dios», argumenta la comadre lupe nomás por quedar bien, nomás por hacerle la barba porque chelo siempre está al pendiente de ella. sobre todo en los dineros, a cada ratito la anda sacando de broncas, deudas y compromisos. a cada ratito prestándole para pagar la luz, o completándole para el teléfono. y en el fondo con tu dinero, artemisa, porque tu madre desde hace años, desde que cerró el puesto de garnachas, que nomás no da golpe.

viste a tus abuelos solo una vez en la vida, artemisa, hace ya un chingo de años cuando fueron a visitarlos a su pueblo, en chiapas.

mitontic, se llama el pueblo. y de mitontic a la capital hay un puño grande de horas con miles de minutos. casi un día, artemisa. y eso además de tiempo implica dinero, porque aunque viajes en autobús de segunda la cosa no sale barata. y viajar en autobús de tercera de plano no es viable. chelo, tu madre, lo sabe bien. ella se aventó un día de aquí para allá en autobús de tercera y no le quedaron ganas. más de un día achatando las nalgas en un asiento incómodo y hediondo, haciendo paradas en este pueblo y luego en este otro mientras se subían a vender tamales, quesadillas y hasta elotes con mayonesa y chiltepín.

más de un día sude y sude por la mañana y muerta de frío por la noche. no le quedaron ganas. «ni loca», decía: «o viajo en primera o no viajo».

solo una vez te llevó tu madre a mitontic cuando eras niña; pero de eso solo te quedan recuerdos deshilachados. recuerdas quizá lo verde, cerros y cerros y cerros y cerros de verdes de diferentes tonos: más clarito, luego más intenso, luego más tierno, luego más seco. también recuerdas las gallinas. te gustó darles de comer, agarrar un puño de maíz y echárselos a las gallinas chasqueando la boca como lo hacía tu abuela.

y hablarles, artemisa: «ándenles, coman, coman, muchachitas, coman», les decía tu abuela a las gallinas como si fueran sus hijas. «no es para tanto», refutaba ella: «mis sobrinas..., digamos. mis sobrinas».

recuerdas también el aguacero que se vino una de aquellas noches en que hicieron la visita. «acá el cielo se cae», te dijo la abuela, «pero no creas que de mentiras, mija. no, qué va. aquí el cielo se cae de a deveras, literalmente. se nos viene encima, pasa por agua al monte con todo lo que tiene encaramado».

el asunto está en que valió la pena las horas y horas aplanando las nalgas en el autobús, sin poder mear porque en aquellos tiempos los autobuses no tenían aún servicio, solo, cada cinco o seis horas hacía una parada en una gasolinería y el conductor gritaba: «¡diez minutos para comer e ir al baño!». y ahí iban todos en tropel, apurados, con las patas entumidas pero con la urgencia de llegar al baño lo más pronto posible; tantito porque la vejiga apremiaba, y tantito para no tener que soportar el batidillo en que quedaba convertido el escusado después de las más de cuarenta micciones del personal.

la ruta comenzaba en carretera federal hacia puebla, luego orizaba, córdoba. ahí hacían el primer cambio de chofer. éste conducía el autobús ahora hacia cosamaloapan, acayucan, minatitlán. ahí hacían el segundo cambio de conductor que agarraba hacia abajo la carretera más angosta rumbo a progreso, amador hernández, ocuilapa y tuxtla. como hasta ahí llegaba el autobús había que tomar otro que se internaba en una carretera de apenas un carril mal pintado que llevaba hacia san cristóbal. luego otro hacia chamula, ya no carretera sino camino nomás; y de ahí hacia delante la terracería en camioneta de redilas para internarse en la mera sierra, sinuosa, lodosa, exuberante, hasta llegar al pálido corazón de mitontic, todas abolladas y maltrechas, con las nalgas como papaya pateada.

desde entonces chiapas te parece el fin del mundo.

«el mundo acaba en chiapas», sueles decir en conversaciones, «en mitontic para ser exactos».

¡cómo le has platicado a la andrea sobre chiapas, artemisa! ¡cuántas conversaciones han tenido al respecto! pero ya no la chiapas de verdad, ya no mitontic el real, porque a ese nomás fuiste una vez y ya ni siquiera lo recuerdas. no chiapas-chiapas sino otra chiapas tuya. idealizada, fantástica, una que has ido deformando en tu cabezota y has ido modificando, iluminando, llenando de recuerdos de otras partes y de otros tiempos, poniéndole nombres de otros sitios y otros paisajes. pareciera que todos tus recuerdos se amalgamaban en ese espacio imaginario llamado mitontic. todos tus recuerdos en vez de evaporarse o evanecerse se van amalgamando, mezclando, difuminando en el único recuerdo que te quedó de mitontic, chiapas.

todo depilado, pero recuerdo al fin; como si chiapas ahora fuera una especie de paraíso, o de lugar sin límites, o de paraíso eterno. ahí, en tu chiapas están las cosas buenas que te han sucedido, como aquel recuerdo de cuando te besuqueaste con tu amiguita de la primaria en un maizal de ecatepec. «nel, no fue en ecatepec», dices cuando lo cuentas, «fue en chiapas». la natalia y tú jugaban a correr entre los maizales de mitontic y se internaban en la espesura de la milpa.

y ahí ella te besó.

ella a ti o tú a ella o las dos a las dos.

se besaron, quiero decir. pero eso no fue lo malo, artemisa. no, qué va. lo malo fue que te gustó: sentiste sus labios tersos sobre los tuyos y cerraste los ojos. te dejaste llevar, artemisa, te fuiste lejos con el roce de esos labios sobre los tuyos.

lo peor fue que luego, al regresar al asfalto de tu ciudad, llegó la culpa con su séquito de plagas: el remordimiento, la inquietud, el arrepentimiento, el desasosiego. y ¿usté nomás dígame dónde le acomodo estas culpas, señorita? ¿en qué parte del pulmón?

«la besaste, artemisa», te decías ya en tu cuarto, tirada en tu cama mirando al techo: «a de haber sido el calor de chiapas, tanto monte de mitontic», te dijiste. pero poco tardaste en darte cuenta de que no fue el calor de chiapas sino el calor de ti.

guardaste el secreto por años.

lo guardas aún.

pese a que chelo, tu madre, tenga sus sospechas sabes que son solo eso: sospechas. pero eso piensas tú, artemisa. porque en realidad no sabes lo que chelo sabe y está a punto de decírtelo, de soltártelo a cara y que se lleve el carajo lo que se tenga que llevar el carajo: tirarte verdades a la cara como pedradas, como escupitajos.

y ese momento será mañana, artemisa. al medio día después de depositar el dinero que traes en los calzones –siete mil pesos para ser precisos– llegarás con tu madre decidida a decirle que no es pecado sentir lo que sientes, que ya estuviste estudiando y nel, uno puede amar a quien sea y de la manera que sea, si nomás somos personas, chelo.

y ella, seguramente no soportará la noticia, artemisa. eso es lo jodido y lo que te preocupa, que ella no aguantará la noticia y se llevará las manos al pecho y te dirá que con eso le pagas todas las desveladas, todas las enfermedades que te curó, todas las preocupaciones que le hiciste pasar, todas las quesadillas y sopes y garnachas que tuvo que echar al sartén de aceite hirviendo para que pudieran pagar el gas y las pipas de agua porque en ecatepec el agua ha llegado en pipa desde siempre, desde que tiene uso de razón. y rápido a salir a la calle en busca de un taxi que nos lleve a la clínica·22 porque chelo se retuerce como tlaconeta. y ahí viene uno y no importa que sea un pinche atos donde casi nomás cabe una persona porque !esto es una emergencia, señor. llévenos en chinga a la clínica·22! bien pálida ira tu madre y tiemble y tiemble.

y tú en la disyuntiva, queriendo decirle perdóname, chelo, era nomás una broma, pero cúrateme por favor, no se te vaya a ocurrir dejarme sola porque sola no la libro en este pinche ciudad llena de mugre y lumbre. y eso no nomás lo piensas sino lo dices… «no me dejes en este barrio tan culero», y el conductor asiente: «tiene usté razón, señorita… este es un barrio culero. ya ve usté que aquí linchan a la gente como pasó hace meses».

entonces tu madre se deja de morir tantito y tú dejas la queja porque el taxista las pone al tanto de que un culero bien mamado como de dos metros andaba extorsionando a don sebas el de la miscelánea de la calle quinto sol, pero la banda se puso recia y lo despellejaron y lo dejaron amarrado a un árbol con un letrero colgando del pescuezo donde se leía:

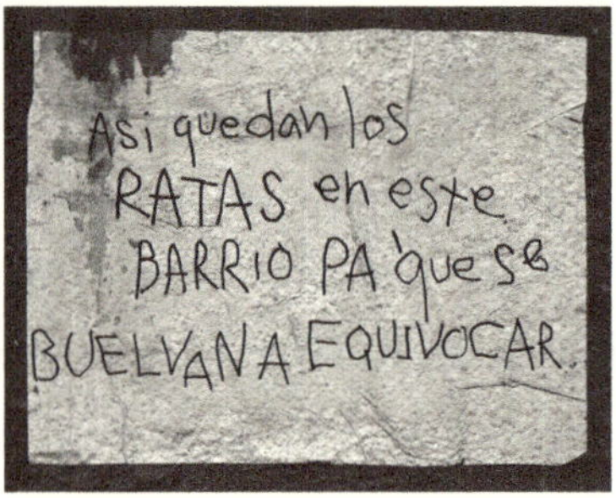

y les avienta el periódico *alarma* de meses atrás que conserva en su guantera y donde en primera plana muestra la foto de un morrito de no más dieciséis todo santocristeado, irreconocible.

–pero si es un niño –dice chelo, tu madre.

–era –corrige el taxista–, era.

∞∞∞

no, artemisa, en este chiquero tú sola no. así que continúas: «te juro que era una broma, chelo. una vil broma nomás porque ya estoy harta de que me controles hasta los calzones que me pongo; nomás porque ya no aguanto tu estar chigue y chingue. pero me voy a calmar, verás. me voy a poner obediente nomás no me dejes».

el pedo es que chelo de tu boca escuchó tu lesbiandad y en tus ojos vio que no era broma. chelo ya lo supo y con sus poderes se enteró que decías la verdad y hasta sintió que traía los pelos en la mano porque la burra era parda.

¡chingao!

¡diantres!

¡malaya!

chelo escuchó de tu boca que eres lesbiana, luego, con sus poderes leyó clarito en tus ojos que sí, que en verdad eres bien lencha. lo leyó clarito y eso casi le detuvo el corazón.

así que ahí irás en el taxi, artemisa, toda espantada y palidecida y suelta porque tu madre se te muere.

ella ya boquea.

y tú: «no te vayas, chelo. si nomás es mi novia».

y ella medio quiere decir una cosa que no puede y qué bueno porque de seguro es una maldición para ti y para toda tu descendencia, pinche lencha, puerca, zorra, mugrosa, loba, alimaña, tortillera que se acuesta con otras ellas como ella.

lo que sí puede decir a susurros es «¿y ora con qué confianza me voy a desvestir delante de ti, mija?» y su pregunta te parte el corazón, artemisa. recuerdas el hospital cuando te pidió que mejor te salieras y la dejaras sola para encuerarse. pasa por tu malpensante pensamiento entonces que tu madre ya lo sabía; que por eso te evitaba; que por eso te pidió que salieras cuando tuvo que desnudarse en el hospital; que por eso te pasaba la toalla con la mano estirada y volteando para otra parte.

–ya lo sabías, chelo –le espetas mirándola a los ojos intentando buscar la verdad en sus pupilas. dime la verdad.

y ella se siente descubierta y deja de boquear y como que se le está cayendo el teatrito a la méndiga. al ver su reacción le dices al taxista que mejor volvemos a casa, joven. y el taxista «pero señorita ¿está usted loca? mire nomás cómo viene su mamá».

–que se muera –sorrajas la sentencia y alcanzas a ver como tu madre más teatro hace.

–la clínica está aquí nomás a diez minutos –insiste el taxista todo preocupado, todo tembloroso. y su madre está muy mal, señorita.

–esta señora, don –le dices al taxista diciéndole a tu madre en realidad– es experta en el teatro. imagínese usted que lleva más de veinte años diciéndome que tienen una afección cardiaca y nomás no tienen nada.

entonces sí chelo medio se endereza en el asiento porque como que se está dando cuenta de que este tinglado ya se cayó y habrá que asumir las consecuencias.

–así que o se da la vuelta y me lleva a casa o me baja aquí mero, don, en el siguiente semáforo –otra vez sentencias y se te ve decidida, artemisa, lista para que pase lo que pase. lo que sí –continúas–, es que a ver quién chingados le paga porque aquí la doña hasta dejó de trabajar nomás para sablearme quincena tras quincena.

y chelo mejor ya se sienta y carraspea y toma aire y te mira con recelo desde el otro extremo del taxi –aunque eso es un puro decir porque el taxi es un atos y con trabajos hay espacio para dos. se acomoda el pelo chelo y se te deja venir pero ahora sí a mano limpia, sin tapujos:

máscara contra cabellera:

–pues bueno mija…, veo que esto ya tronó así que ahí te voy.

y en el taxi se atrincheran una en cada lado de su puerta como arañas, o como boas, o como gatas. y el taxista se orilla y se gira de plano porque de pendejo se pierde este show y a darle que hay festival y este huapango está a punto de comenzar.

–pues sí –comienza chelo–, yo ya sabía que eres bien lencha pero que pinche vergüenza andar solapando a dos puercas…, porque ha usté de saber –le dice al taxista que las mira desde el asiento delantero del atos pero sentado de cara hacia atrás–, que aquí esta chamaquita se anda revolcando con otra.

–¡uy! –dice él taxista y sacude la mano. no la amuele, señorita. tan chula que está usted y desperdiciando ese…

–¡usté cállese, don! –lo interrumpes severa. y el taxista adivina tus ganas de cachetearlo si no guarda silencio así que guarda silencio. ni se meta porque neta me bajo y a ver quién le paga; y ya van setenta y cinco varos en el taxímetro, que de seguro lleva diablito porque en este pinche país todo el mundo lleva diablito.

así que el taxista no dice ni *mu.* siente que está ahí invitado a la putiza pero no para putearse. ni que fuera qué. mejor guarda silencio porque neta no quiere perderse el espectáculo de estas dos pinches locas bien fieras ambas –fiera la madre y fiera la hija–, ahí metidas en su atos donde con trabajos caben atrincheradas cada una en su rincón, en su ventana que chelo ya abrió porque el calor del medio día ya le está provocando sudores y hedores, y como que comienza a sentirse mal…, pero mal de a deveras, artemisa. como que la vista se le nubla y como que todo le da vueltas.

–no quiero que me solapes, chelo –le argumentas. entiéndelo, es una cosa de sentimiento.

pero chelo no contesta, se le están yendo las fuerzas.

–y total –sigues tú ya encarrerada–, si te gusta bien y si no ni pedo. soy como soy y esto es lo que hay.

y chelo vuelve al ruedo, se le pasó el mareo y le volvió la malaentraña:

–si me hubieras dicho antes ya le hubiéramos puesto remedio.

–lo intenté, chelo. neta. a ti te consta que salí con el fernando. a ti te consta que le eché ganas para que me gustara el aurelio. a ti te consta, chelo.

y chelo sabe que sí, porque incluso ella intentó solucionarlo a través del poder absoluto de dios.

–y yo le pedí a dios, mija.

–no hay dios que pueda con las lesbianas, doña –mete su cuchara el taxista y a ti el comentario te sienta bien y mal. por un lado te sientes irremediable y por el otro intocable, absoluta, pura.

–por más que le hago los bigotes me dan asco, chelo, repugnancia, como el del don –señalas con la barbilla al taxista que luce cuatro pelos ralos empinados hacia abajo: el típico bigote de aguamielero.

–sin ofender, señorita –dice quedito el taxista y se mesa el bigote con la mano.

–y no nomás los bigotes –aprietas el comentario y estás a punto de decirlo claro, sin abreviaturas ni eufemismos: «las vergas me sabes a cloro», quieres decir pero piensas en chelo, tu madre. y entiendes que tu objetivo es que acepte tu lesbiandad y no que se derrumbe con tu boquita de carretonera. prefiero a las chavas, chelo –terminas por decir con el tono más dulce posible.

–pero mija –se defiende chelo cambiándose de lugar. pero no de lugar físico porque el atos no da para eso, sino de lugar anímico y eso es un buen augurio: quiere decir que al final terminará tragándose tu preferencia sexual le cueste lo que le cueste.

aprovechas entonces para mirarla a los ojos en busca de comprensión, de concordia. eres una mujer buena, artemisa, una morra a todo dar que le laten otra morras y punto. no quieres violentar a tu madre, no vaya a ser que se altere y sufra otra crisis cardiaca.

y ahí mero caes en cuenta de todo, artemisa.

ahí te cae el veinte de que la ofendida deberías de ser tú y no ella. y no me chingues, chelo, que la ofendida debo ser yo. porque tú te has pasado años fingiendo tus dolencias nomás para sacarme el poco varo que gano. y ella se hace chiquita, como que se quiere meter debajo del asiento del conductor que en cuanto vio que la cosa se estaba arreglando le dio hueva y se puso otra vez al volante.

–¿hacia la clínica? –preguntó pero como no lo pelaron decidió dar vuelta en el primer retorno rumbo a casa.

–poco dinero es el que gano, chelo…, y tú con tus inventos que me imagino que ni medicina compras…, ¿quién sabe en qué putas te lo gastas? ya ni la rechingas deveras.

pero chelo no es una perita en dulce, chelo sabe que tiene poderes y uno de ellos es la lástima revuelta con chantaje y espolvoreada de conmiseración. así se saca un as de la manga:

versátil y eficaz, siniestro y lleno de veneno:

un chantaje cristalino y limpiecito, artemisa.

–estoy juntando para ir a mitontic, mija –te suelta con ojitos de borrego a medio morir.

una mano inmensa baja de los cielos y te tapa la boca, artemisa. su puta madre con los poderes de chelo. maldita sea con sus efluvios de conmiseración y lástima. ¿qué hacer ante un argumento con esa calidad de pena?

–a mitontic, mijita –arremete chelo porque sabe que te acaba de acomodar un uppercut al hígado que muy difícilmente resistirás. es lo único que quiero hacer antes de acabar de morirme, mija, lo único… ir a mi chiapas, mija, a mi tierra que no he visto desde hace más de treinta años. y ahí voy con el cochinito donde voy poniendo el dinero; y el bote de leche nido de la alacena ya lo tengo bien lleno y ya casi juntamos para dos pasajes de ida y vuelta.

«dos pasajes de ida y vuelta", se queda resonando en tu cabeza la oración como un mantra o una maldición, vete tú a saber.

lo que no sabe chelo es que *su* mitontic ya no existe.

sus contemporáneas o se han ido muriendo porque en chiapas la esperanza de vida no pasa de los sesenta y pocos. así que una a una se han muerto, y las que viven ya no viven allá, porque la ciudad y sus promesas las ha ido acarreando de allá para acá y las ido instalando en iztapalapa, o en tecamac, o en ciudad neza, o en ecatepec. como a ella, artemisa. como a ustedes.

lo que tu madre no sabe, artemisa, es que se encontraría con un pueblo viejo, abandonado, dejado de la mano de dios.

lo que no sabe chelo, tu madre, es que si va a su pueblo se encontrará cuatro casas regadas en mitad del monte, bañadas por una soledad malparida y húmeda que nomás la deprimiría ahora sí, quizá, hasta el definitivo fallo cardiaco. «murió de tristeza», diría la comadre lupe, la misma que le diagnosticó la deficiencia cardiaca.

lo que no sabe chelo es que, de ir a mitontic, ya no conocerá a nadie porque han ido llegado otros ajenos a esa tierra y a esa raza: técnicos de la capital que fueron a trabajar en la presa que trae agua desde allá hasta acá. porque aquí somos más de veinte millones y allá ya nomás quedan como seis o siete familias. porque la capital es primero y es aquí donde se ha de demostrar el progreso. porque la periferia es la periferia y después de anillo periférico todo es provincia. y la provincia nomás sirve para que la gente nazca y en cuanto pueda se deje venir a alargar la cola de las tortillas, la cola del metro, la cola del pesero, la cola del banco, la cola del doctor simi, la cola de la fonda, y hasta la cola del hotel porque el día en que tú, artemisa, por fin te lleves a la andrea a un hotel, ten la seguridad de que tendrás que esperar en la recepción –si es un hotel de calzada de tlalpan–, o el lobby si es uno de la salida a cuernavaca, o en la puerta de la vil calle si es uno de la vía morelos.

lo que no sabe chelo es que su mitontic ya es otro mitontic que se llenó de obreros que tendieron la gigantesca tubería que acarrea el agua de chiapas a la capital.

lo que no sabe chelo es que finalmente, el agua que te calienta todas las mañanas en una cubeta y con una resistencia eléctrica para que te bañes, el agua que con que lava los platos, la ropa, el agua con que cocina y que se bebe, no es otra que el agua de su pueblo. nomás que allá está limpiecita y cristalina como de ojo de cenote; y aquí, empuercada de tubo en tubo y de trasvase en trasvase.

–no me digas eso, chelo –por fin te doblas, artemisa. tuerces las manitas.

–yo te quería llevar a chiapas para ver si allá te componías, mija. a la mejor viendo las gallinas te acordabas de cuando eras chiquita y se te regresaba el gusto por lo que debes y no por lo que quieres.

y tú piensas en la natalia que te besó en mitontic, artemisa. aunque en realidad te haya besado en los maizales de ecatepec tú clarito piensas que fue en chiapas. sientes en tu corazón como que quieres perdonar a chelo. si al final de cuentas es tu madre y punto. como que por un momento pensaste en el empate pero va a ser que no; ya ni pedo, otra vez blancas-ganan y se acabó lo que se vendía.

pero el azar es retorcido, artemisa, y esta vez jugará a tu favor porque mero antes de darle el perdón absoluto, definitivo, irrefutable, el pendejo del taxista mete otra vez su cuchara y «hasta aquí llegamos señoritas», dice deteniéndose en la puerta de tu casa y señalando el taxímetro con ironía donde relumbra en rojo el 243.

de mala gana sacas uno de a doscientos y uno de a cien y pagas mientras tu madre arrempuja sus huesos hacia dentro de la casa donde seguramente te espera afilada, lista para el segundo round.

pero todo eso es una mera especulación, artemisa.

nunca llegará ese mañana.

todo es nomás una película que tu mente se inventó y dejó llegar hasta donde llegó.

una vil chaqueta mental.

porque lo cierto es que nunca le confesarás tu lesbiandad, ni le dará el soponcio, ni tomarán un taxi, ni se aventarán el primer round en el atos, ni habrá ningún chofer de bigotes de aguamielero metiendo su cuchara en el pleito.

una película que te inventaste.

la realidad es que no te atreves aún a decirle nada y puede ser que no te atrevas nunca. aunque pienses que sí, que mañana después de depositar los siete mil varos que llevas en los calzones le llegarás con la noticia y chingue a su madre el mundo.

∞∞∞

lo cierto es que hoy te levantaste a las cuatro y media, te diste un baño y saliste rumbo a la fábrica. sorteando hoyos y baches y puestos de tacos y llegaste a la esquina a esperar tu pesero sin escuchar otra cosa que la rola de joan sebastian en tus audífonos de diadema donde le dice a su secreto de amor que es su secreto de amor. once minutos más tarde abordaste el microbús que era un poema: tuneado por dentro, alfombrado en el techo y con peluche en el tablero de instrumentos, hartas pegatinas de futbol y de muchachas encueradas en los vidrios laterales y sus foquitos azules mareando al pasaje. el parabrisas polarizado hasta dejar nomas una rendija por donde el chofer mete la mirada para ver las calles. y arriba del retrovisor, en los anaqueles donde está instalado el estéreo luminoso y parpadeante, un letrero enorme y brilloso en letras garigoleadas en papel reflejante que dice: *dios conmigo.*

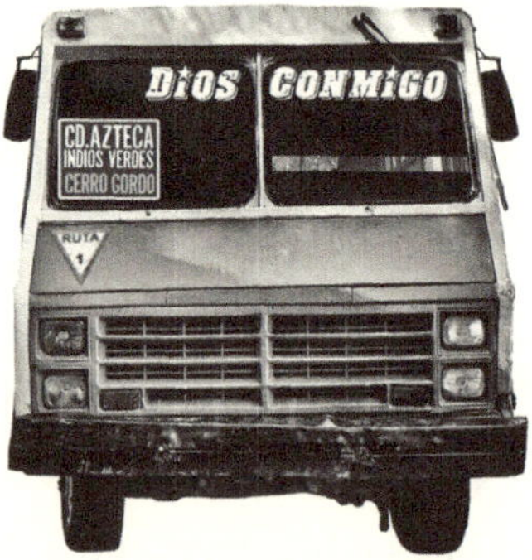

conociste a la andrea en la escandón, artemisa. bien que te acuerdas. en la veterinaria que está a la vuelta de la fábrica. ella es veterinaria. o eso dice porque tú no la has visto operar a ningún animal ni a nada. lo más que has llegado es a verla vender comida para gato, o pelar perros y cortarles las uñas, eso sí.

pero nada de operar, o suturar o auscultar; ni tan siquiera, vaya, recetar. hasta crees que ella también te engaña pero eso no importa porque las mentiras de ese tipo son fáciles de sortear.

mentiras blanditas que no saben ni a pan.

duras las mentiras gordas, grasientas, sebosas, sebudas, hinchadas y orondas que se van desparramando en toda la existencia hasta que un día estallan como sapos, o sapas, o ranas o globos de agua llenos de mierda.

mentiras culeras, artemisa, como la afección cardiaca de chelo, tu madre.

conociste a la andrea por culpa de un gato. una tarde, mero saliendo de la fábrica encontraste arrinconado al pie de un árbol a un gatito. todo enclenque el pobre, recién nacido porque todavía ni los ojos abría. no tuviste corazón para dejarlo, así que entraste en chinga por una jerga, lo envolviste y lo llevaste a la veterinaria.

te atendió la andrea.

–qué le pasó al gatito –te dijo al verte entrar con el animal en brazos.

y tú, olfativa que tú eres, sentiste en ese momento que antes de que terminara la cumbia que sonaba en la veterinaria ya estarías bien enmarañada en el aroma de los cabellos de esa mujer. porque a ti te gustan los olores, artemisa. eres buena para detectar quien lleva un carolina herrera original o pirata; quien cocina sabroso y quien nomás no; quién se bañó esta mañana y quien no desde antier.

olfativa que tú eres, artemisa, porque antes de que terminara la cumbia que sonaba en la veterinaria ya te estabas imaginando el olorcito de sus calzones.

te gusta olerlos, artemisa, bajar tus besos hasta su sexo y

olerlo profundo para que su aroma inunde tus bronquios, tus pulmones, todo tu sistema respiratorio.

y sí.

solo hicieron falta unos días para que solita te enviará un whats invitándote un café.

–mejor un mezcal –le dijiste tú pero no por whats sino de frente, cara a cara.

te apersonaste en la veterinaria a la hora del almuerzo, te paraste delante del mostrador sin decir nada y nomás la miraste, artemisa.

hermosa la andrea; gordita, no le hace, pero jugosa y despacita. tibia como a ti te gusta, como el agua que preparas todas las mañanas a las cuatro y media y dejas caer de un jicarazo sobre tu cabeza y vas sintiendo cómo baja, cómo te recorre el cuerpo, lo besa como lo besa igual la andrea. si no de balde se te salió decirle «agua» la última vez que estuvieron juntas en aquel rinconcito oscuro al fondo del callejón de la comadre lupe, cuando ella se te vino encima pero despacito, de a poco. y luego sus labios buscaron tus labios, tu cuello; luego sus manos buscaron tus pechos, tus muslos, tu vientre, tus labios mojadísimos ya.

«agua», le dijiste aquella vez pero no te entendió porque fue más un gemido que una palabra. con esa boquita como haciéndole así, la andrea. y esos sus pechos pequeños pero gustosos y esas sus caderas donde ella te ha enseñado a cabalgar para hacer más preciso el roce.

«ponte así», te pide con harta dulzura, y tú te pones.

«muévete así», te dice cachonda, y tú te mueves.

«hazle así», te ordena bien puerca, y tú le haces.

obediente que tú eres, artemisa.

obediente que te ha vuelto la andrea.

en la veterinaria estaba cortándole las uñas a un perro y por eso no te vio entrar.

–orita la atiendo –dijo con la mirada puesta en la tarea.

–cuando quieras –dijiste y entonces la andrea reconoció tu voz y levantó la cabeza para verte.

casi te deshaces, artemisa.

casi te le echas encima ahí mismo para comértela a besos y arrancarle la ropa en la parte de atrás de la veterinaria y cogértela ahí entre los costales de croquetas para perro y arena para gato.

luego vino lo otro, artemisa, las idas al cine, los cachondeos en el metro soportando las miradas inquisidoras de la gente, las mañanas de domingo en chapultepec, tiradas en el pastito viendo pal cielo nomás ideando la forma de meterse a tu casa para poder coger como dios manda.

–hoy no se puede, andrea. chelo está en casa.

y ni modo, a chingarse, a conformarse con unos arrimones en el parque o con una manoseada en el cine.

así hasta estar hartas de esconderse y de poner pretextos delante de la gente. recuerdan los bailes, las fiestas, las comidas en que han tenido que aguantarse las ganas de tomarse de la mano, de hacerse cariñitos en el pelo, de darse un besito fugaz.

sobre todo tú, artemisa, harta estás desde hace meses, años de sentirte chantajeada, de sentir que todo el mundo hace lo que quiere menos tú. ir a misa, tener que trabajas diez pinches horas diarias más otras cuatro de traslado; tener que jugar a la casita con un este wey o con este otro porque a las lenchas las muelen a palos, mija; qué bueno que en nuestra familia no. y tú calladita, artemisa, nomás pensando en la andrea pero calladita. calladita y a chingarle a la fábrica de escobas porque hay que pagar el gas y el teléfono y la pipa de agua porque hemos dicho ya que en ecatepec el agua llega en pipas.

por eso la andrea y tú ya antes habían intentado decirle la neta a chelo y que truene el ejote por lo más tierno.

–total –dijiste tú–, si además su afección cardiaca es de puro choro.

si al fin y al cabo no tiene nada más que una descompensación de caballo por tanta grasa. todos sus niveles le suben y le bajan como las luces del display de los autoestéreos en los peseros que van al metro indios verdes:

le sube el azúcar pero le baja presión arterial;

se le disparan los triglicéridos pero se le compensa el colesterol;

los glóbulos blancos altos pero bajos los rojos.

una rueda de la fortuna los niveles de chelo, artemisa. nada en su lugar, para ser sinceros. pero, siendo sinceros también, nada fuera de lo normal.

el pedo es que las cosas siempre tienen dos lecturas, y lo que para ti es algo que cae en los parámetros de lo normal para chelo, tu madre, es algo que cae en los parámetros del desahucio. la versión de ella es que está jodida, pal perro,

de la chingada,

nomás pensando dónde voy a caer.

–siento como si trajera un tejón metido en el pecho mordiéndome por dentro, mijita.

–no inventes cosas, chelo. un tejón es una cosa muy grande.

–lo sé…, y por eso te lo digo. no es como traer un gato, es como traer un tejón mordiéndote aquí –dice y se señala el corazón.

y tú no sabes si creerle o no, artemisa. algo te dice que sí, pero algo te dice que no. la historia de tu vida, reina, ni más ni menos.

así cuando tus primeros besos en la secundaria;

así cuando tu primer trabajo;

así cuando decidiste dejar la escuela:

algo te dice que sí, pero algo te dice que no.

el caso es que se apersonaron en casa de chelo, tu madre. la andrea y tú bien decididas y tomadas de la mano. abriste la puerta y le pegaste un grito:

–¡chelo!

–estoy tendiendo la ropa –contestó ella desde la azotea.

subieron a la azotea por la escalera de caracol que hay en el traspatio y ahí la encontraron, encorvada pero intentando estirarse para alcanzar el tendedero.

–mañana deberías de ayudarme a estirar los lazos, mijita. mira ya como están de pandos –dijo chelo sin voltear a verlas. sin saber que quien escuchaba no era una sino dos.

a pocos pasos de tu madre estaba el filo de azotea, el vacío, el precipicio abierto porque no tienen barandal y antes de pensar en ponerle algún tipo de protección han pensado siempre en mejor comprar un boiler. «no le puedo decir», pensaste, artemisa, temiendo que pudiera caer con el peso de una noticia de ese calibre. y si eso fuera, ahora sí aquí le traigo su culpa eterna, doña lesbianota. ¿en qué parte del corazón se la instalo para siempre?

lo que no sabías es que desde entonces tu madre ya lo sabía. las había escuchado un par de veces cogiendo a través de la cortina de tu cuarto porque ni a puerta llega. incluso otra ocasión las encontró empiernadas en tu cama, bien dormidas después del sexo. pero no dijo nada la méndiga; no aflojó prenda la desdichada. se guardó la información porque en el fondo sabía, sabe chelo que cuando llegue el momento de que a toda esta mierda se la lleve la mierda, ella podrá sacar sus cartas escondidas, bien aceitadas con chantaje y conmiseración.

∞∞∞

ya en el pesero cerraste los ojos, artemisa, te concentraste en la rola de joan sebastian porque la traías en repet y, como haces a veces, intentaste detectar el aroma de la aurora; es decir, el aroma del amanecer. a veces cuando vienes en el pesero cierras los ojos justo cuando la claridad se presiente y los mantienes cerrados concentrando toda tu atención en los olores que desprende la ciudad. pero no lo has conseguido nunca, artemisa, porque generalmente el pesero huele a perfume pirata y a torta de tamal.

otros olores sí, artemisa: el sexo de la andrea, los huesos de durazno, el jaboncito que ponen en los hoteles de paso, los trastes recién lavados. chiapas, la milpa de mitontic.

pero aquí en el pesero nomás puro hedor, puro perfume de avón, pura pestilencia cuando cruza el gran canal, o el basurero de cerro gordo, justo donde dentro unos minutos –si dios no dispone otra cosa…, y no la dispondrá–, se trepará el mazacuate –alias el testículo y de nombre israel–, junto con el frente·de·olla –alias el javier enamorado·pendejo de la mariana y a punto de ser papá– y desenfundarán sendas pistolas y amedrentarán a unos y a otras y le pondrán el arma en la cabeza a una doña y te soltarán un putazo que hará volar tus audífonos de diadema a medio pasillo del microbús y comenzarán a pasar báscula de a uno por uno entre pura mentada de madre.

pero tú ya estás harta, artemisa. y esta vez vienen desenfundadas tus fantasías de revolucionaria y ahora sí ahí les va la artemisa de a deveras

la que coge con mujeres de a deveras,
la que rescata gatitos de la calle,
la que sabe distinguir aromas,
la que ha ahorrado meses para comprar su boiler,
la que le da de comer a las gallinas,
la que no puede olvidar la milpa de mitontic.

ocho:

la morena del oxxo

el mazacuate entra al microbús con los ojos enardecidos y el arma en las manos. «¡se los acaba de llevar la verga, culeros!», pega de gritos y manotea a unos y a otras para que se arreculen al fondo del microbús que mero está pujando en la subida del cerro gordo.

inmediatamente detrás sube el frente·de·olla con los ojos espantados y el pulso traicionándolo. avienta pequeños grumos de saliva en cada mentada de madre el mazacuate y da órdenes de que unos se queden aquí y otros se hagan para allá mientras él, muy serenamente, les va a pasar báscula y ¡ay del pobre culerín que se quiera pasar de verga y esconda el varo o los anillos o los relojes!

el frente·de·olla permanece vigilando al frente del pasillo del microbús. tiembla el puto, nunca en su pinche vida había amagado al personal con un arma como en las últimas semanas. la cacharpo ya se ha arrinconado junto al volante y le hace señas al chofer de que mejor no la haga de pedo. que mejor no intente esconder el puño de billetes que trae debajo de la alfombra que cubre el tablero de instrumentos. pero el chofer es del barrio y como que no le late la idea de dejar ir su varo así como así, sin tan siquiera echar un par de maldiciones a cada uno de esos pendejos que muy vergas ya andan taloneando al pasaje.

pero la cacharpo insiste, le dice con señas más vehementes que se deje de pendejadas porque a leguas se ve que este par de cabrones no son de fiar.

a leguas se ve que son malandros de mala sangre.

a leguas se ve que no les duele nada de lo que a las personas les duele.

a leguas se ve que son capaces de meterle un tiro a cualquier cabrón y tan panchos se irían a su casa dormir como si no debieran nada.

pero el chofer tiene sus dudas. nomás son dos cabrones y uno de ellos ya está bien ruco y sin dientes, pa'acabarla de chingar, y el otro es un chavito, «nomás míralo, cacharpo, hasta se ve como tiembla», parece que le dice el chofer a la cacharpo porque como que le están entrando ganas de agarrarse a putazos con uno de ellos y luego ya el pasaje que se haga cargo del otro.

«yo me encargo del chavito, cacharpo. algo tendrás que hacer tú y el pasaje con el ruco», ya le dijo el chofer a la cacharpo.

se lo dijo en susurros, se le fue repegando y le acercó la trompa a la oreja y le soltó lo dicho. «aquí traigo un bat debajo del asiento..., es cosa nomás de medio metro para que lo amachine y ya teniéndolo en las manos le sorrajo un putazo al chavito no para desmayarlo, cacharpo, sino para matarlo de una buena vez. y entonces sí tendrán que apurarle porque en cuanto el ruco se dé cuenta van a tener que caerle todos en bola, como pirañas, y arrancarle la pistola a mordidas antes de que sus putos dedos flacos aprieten el gatillo».

«mejor espérate, chofer», parece que le dice con la mirada la cacharpo, «¿no ves que con nosotros no es el pedo? van a basculear al personal y luego se va a abrir a la verga y nosotros tan campantes. no seas imbécil y nos vayan a matar nomás por tus pendejadas».

y el chofer sigue con la duda porque el bat ya está al alcance de su mano, ya lo tocó con la punta de los dedos cuando el frente·de·olla comienza a respirar con dificultad y aprieta los labios al sentir como la lengua no le obedece al momento de decir palabra. sacude la cabeza el frente·de·olla porque siente que la realidad se le desploma. sujeta el arma con desesperación y amenaza a uno y a otra.

se gira hacia el chofer que aleja la mano del bat y levanta los brazos en actitud de rendirse.

pero el frente·de·olla presiente sus negras intenciones y decide disparar.

va a disparar.

si no fuera porque el dedo índice no le responde ya hubiera apretado el gatillo ¡y que se lleve la verga a quien se tenga que llevar la verga, pedazos de mierda!

vuelve la cabeza en busca del mazacuate y como que le quiere gritar: «¡mazacuate!», decirle; o, «¡ayúdame, testículo!»; o «¡auxilio, israel! ¡tío!», gritarle pero solo gime, o muge, o gruñe, o grazna, o dice algo ininteligible porque la boca ya se le está yendo de lado.

justo entonces el mazacuate está basculeando a artemisa que aprieta los dientes para no sentir los dedos sucios de este cabrón agarrándome las nalgas, como si ahí hubiera algo que buscar. se aguanta el asco la artemisa porque no quiere delatarse, mostrar que debajo de los calzones lleva siete mil pesos en un rollito de billetes que le entregaron ayer en la tanda de la fábrica.

levanta la mirada artemisa porque está harta de tanta mierda y de que nadie acepte su lesbiandad y se encuentra con los ojos del frente·de·olla que la mira desde un sitio diferente a la vida.

«chingas a tu putísma madre, pendejo», le dice artemisa con la mirada: «ójalas y te mueras» e instantáneamente el vato se tambalea y en ese momento el beltrán se pone de pie pega un grito bien horrible y culero y desgarrador pero que no dice nada.

algo así como un lamento o un alarido que nomás se le entiende la última palabra que dice: «¡veeeeeeeerrrrggga!»

el frente·de·olla siente una rabia inmensa porque a él ningún flaco pendejo se le pone al brinco y ninguna escuincla nalgas·meadas lo reta con la mirada; pero hoy le cayó el chahuistle y aquí le traigo su insuficiencia respiratoria, carnal, y sus boqueadas de mojarra fuera el agua, y su baba espumeando por el hocico, y su mirada desorbitada.

pasa por su cabeza la mariana e intenta decirle «china», pero nomás no le sale palabra. pasa también por su cabeza su hija que aún no conoce pero que no se quiere morir sin conocer, verla la cara, mostrarle el índice para el pequeñito lo sujete. alcanza a medio ver el frente·de·olla a la cacharpo que no entiende ni madres, nomás lo mira con los ojos abiertos como linternas; y luego, despacito pero incesante esta realidad se va fundiendo a negro y el pobre vato pela los ojos y trompica y estira la mano temblorosa buscando la mano de la cacharpo que se está acercando a él toda sacada de onda y puede ver cómo el frente·de·olla suelta el arma que cae a los pies del chofer que ni tardo ni perezoso le pone una bota encima como diciendo: «véngache con su rey».

ya no alcanza a ver el frente·de·olla como el chofer recoge el arma y amenaza al mazacuate que a su vez amenaza al beltrán que ya desenfundo su 9-milímetros pese a que no sabe ni siquiera como disparar.

es lo último que ve el frente·de·olla, apenas alcanza a pensar: «¡ya valió verga!» antes de echar un borbotón de sangre por la boca y

desplomarse como costal de elotes;

a mitad del pasillo del microbús

sobre los audífonos de diadema de artemisa que están ahí tirados;

y por fin se calla la pendeja rola de joan sebastian.

∞∞∞

recibes con la mano derecha el café espumeante del oxxo –por tu cabeza no pasa ni remotamente en dónde ha sido manufacturado el vaso que lo contiene: un vaso de unicel impreso con la marca del café, lleva además una camisa de cartón corrugado que sirve de aislante. la tapa es de plástico·vil y por un orificio entra un popotito que sirve de agitador, de plástico·vil también.

recibes el café temblando, beltrán, la morena que te lo está sirviendo te pone muy nervioso. no sabes debido a qué, fue ella quien salió del mostrador, dio la vuelta en el estante de las papas fritas y fue hasta la máquina de cafés. este de aquí es *capuchino*, este otro es *intenso* y este otro *regular*.

–si me dices de cuál yo te lo sirvo, poli –te dijo.

a punto estuviste de pedirle un *intenso*, beltrán, para que ella leyera en la elección una señal, un guiño, una pista que la llevara a la ruta de todo el amor que había debajo de tu uniforme de *guardia de seguridad* de *eagle security*. pero cobarde que tú eres, beltrán, que vas a andar pidiendo cafés intensos… lo más que alcanzaste a hacer fue mover un poco los dedos señalando el *regular*.

igual que tú, beltrán: regular.

ni frio ni caliente: regular.

ni mucho ni poco: regular.

ni tanto que queme al santo ni poco que no lo alumbre: regular.

ni enchílame otra gorda ni con todo menos sin cebolla: regular.

agachaste la cabeza y fuiste a caja, sacaste un billete de a veinte y lo extendiste sobre el mostrador. y ella otra vez te sorprendió: tomó el billete, marcó algo en la cajá, abrió el cajón, metió el billete y lo volvió a sacar para ponértelo en la mano y decirte:

–invito yo, poli.

–no es necesario, señorita –a penas estabas diciendo cuando ella se te adelantó.

–ya lo sé. no es por necesidad que te lo invito, poli, sino por las ganas nomás.

¿cuántas semanas estuvieron rebotando en tu cabeza esas

palabras, beltrán? ¿cuántas noches y noches y sin dormir nomás repitiendo: «*es por las ganas nomás*»?

saliste del oxxo con una cara nueva, solar.

te valía madre que la tarde estuviera lluviosa; o que la secretaria del licenciado del despacho 302 estuviera chingue y chingue con que le fueras a cambiar un foco de su oficina; o que el tráfico en polanco estuviera al borde del incendio y eso auguraba más de dos horas de camino hasta tu casa. bien contentote saliste con tu café de a gratis, beltrán, pero no tanto por la gratuidad sino por el hecho de que te lo hubiera regalado ella: morena que ni nombre tenía pero en sus ojos se veía algo hondo, fresco y embriagador como dos gotitas de cerveza oscura.

al otro día ahí estabas, obviamente. ahora dispuesto a saber su nombre a como diera lugar. y lo supiste, beltrán, sin necesidad de preguntárselo porque tu carácter no da para tanto, lo supiste. llegaste al oxxo y en chinga agarraste unos cacahuates y te le apersonaste delante.

–estos sí cóbremelos, por favor.

–claro que sí, poli. lo de ayer fue nomás un regalito y no quiero que se me malacostumbre.

entonces, mientras ella tomaba la pistola de rayos infrarojos para marcar el precio de tus cacahuates, tus ojos se posaron en el identificador que llevaba abrochado abajo del hombro, justo por encima de su pecho izquierdo. y leíste su nombre, beltrán. con todas sus letras leíste su nombre pero pendejo de ti se te olvidó inmediatamente porque te quedaste pensando en su pecho, luego en el otro, luego en toda ella desnuda metida en tu cabina de *guardia de seguridad* de *eagle security*.

los dos despatarrangados y cogiendo como animales apoyando las nalgas de ella en el escritorito donde pones las hojas de registro de los visitantes. viendo desde adentro de tu cabina de *guardia de seguridad* de *eagle security* como los clientes y los empleados entraban y salían pero sin que ellos pudieran verte a ti, a ustedes, porque tu cabina tiene los vidrios polarizados y nomás se puede ver de dentro hacia afuera.

olvidaste el nombre y eso de algo te valió porque al despedirse te diste cuenta de que ella también se había fijado en tu placa identificadora donde se leía: *leonardo alberto beltrán paz.*

–hasta luego, leo –te dijo.

y tú no supiste que responder pero hubiera estado chido, hubiera sido lindo que tú también le hubieras dicho hasta luego *lourdes*, o hasta luego *carolina* o hasta luego *cecilia* o como sea que se llamara pero ¡ay, beltrán: despistado y pendejo que tú eres! pero el destino a veces es buena gente con los lentos, con los apocados y ese fue el caso porque el destino trajo a ti tres palabras que te salvaron la vida:

–hasta luego, morena –dijiste y la morena del oxxo se quedó con la boca abierta de lo bien bonito que había sonado eso de ti para ella.

∞∞∞

en tu cabina de *guardia de seguridad* de *eagle security* no haces otra cosa más que vigilar, beltrán.

siempre vigilar, a todas horas vigilar, en todo momento vigilar.

no distraerte sino vigilar.

no ver la tele sino vigilar.

no revisar el whatsapp sino vigilar.

estar atento a lo que se ofrezca, aunque nunca nada se ofrezca. o nada que tenga que ver con tus labores de *guardia de seguridad.*

se ofrecen otras miles de cosas que te hacen ver más como un conserje que como un policía.

«poli, bájeme mi basura, por favor». «poli, ábrame la reja, por favor». «poli, ahí le encargo que me compre unas cocas». «poli, láncese por unos tacos de canasta». «poli, échele una barridita al estacionamiento». y ahí vas tú con tu escoba en vez de carabina o metralleta o revolver o pistola o unos chacos ya de perdida, por los refrescos o por el pastel porque la del 309 cumplió años o el del 112 es recién papá.

ahí vas tú obediente, beltrán, porque sabes que en la quincena llegarán tus vales-de-despensa; y en cada encargo te llevas tus cinco varos o tus diez..., depende.

y así, le das una barrida al patio y vigilas.

sacas la basura de las secretarias y vigilas.

le echas una lavada a algún coche y vigilas.

vas por los cigarros del jefe y vigilas.

te ha tocado incluso ir por pizzas y hasta por cosas que el jefe requiere porque se le gradúa una hija y no compró regalo. «que vaya el poli por unos chocolates a liverpool», hasta tu cabina escuchas: «que vaya el poli por un perfume para el día de la madres»; «díganle al poli que le vaya a poner gasolina a la camioneta»; «que beltrán vaya por una botella de buchanans para el cliente que viene esta tarde», y ahí vas, beltrán, mandadeando con el miedo metido en el cuerpo porque si se entera tu jefe –que no es el jefe de la empresa que vigilas sino el jefe de *eagle security*– te va a poner de patitas en el calle por andar haciendo labores que no corresponden a tu formación; y por andar abandonando el puesto de control, el puesto de vigilancia pese a que, la verdad, poco haya que vigilar.

ahí en tu cabina de *guardia de seguridad* de *eagle security* fue donde le quitaste la camisa de cartón corrugado a tu café, la aplanaste y la colgaste con un clavito en la pared como recuerdo pero como si fuera un retrato.

otras cosas adornan tu cabina, beltrán: hay –por ejemplo– una foto de tu pueblo de hidalgo sumido en niebla de la sierra; un escudo de la chivas rayadas del guadalajara; una hoja tamaño carta blanca enmicada donde aparecen los nombres y las extensiones telefónicas de la empresa que vigilas. y un postit aparece un teléfono escrito con tu pésima letra:

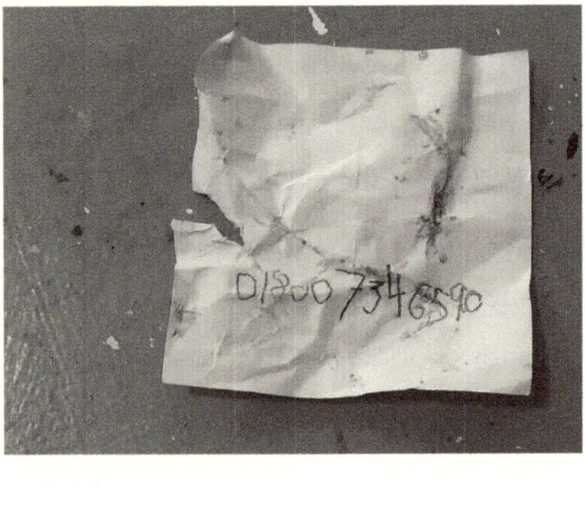

se trata del número de una empresa de televentas que anuncia un colchón extraordinario que cura la diabetes y la desviación de columna vertebral.

y a ti, beltrán, te gusta las televentas, los infomerciales.

tu oficio te permite pasarte madrugadas completas enterándote de las aspiradoras que recogen solitas la basura de la casa entera, o una cobija eléctrica que regula la temperatura según la calentura de tu cuerpo, o un aparato que en tres semanas te deja el cuerpo como el de cristiano ronaldo, o un sillón que da masajes, o una quitadora de pelitos de la nariz. y por si fuera poco, beltrán, estos productos están anunciados invariablemente por muchachas bien buenas y traen unas falditas que apenas les tapa los calzones o unos chorcitos que les dejan de fuera media nalga o que mueven las caderas cada vez que te invitan a comprar.

no pudiste evitar anotar el número cuando viste por primera vez el infomercial del *súper colchón sognare ultra plex*, ya que nosotros rediseñamos el colchón desde adentro para darte el confort y soporte que necesitas para descansar mejor, sin importar la posición en la que duermas. con solo una llamada nosotros te lo enviamos sin costo adicional y sin pagos ocultos. porque sabemos que tu cuerpo es la máquina que te mantiene alerta pensamos que su descanso es lo más importante. tú sólo recibes una pequeña caja, la colocas en la base, sacas el *súper colchón sognare ultra plex* del empaque, lo desenrollas y dejas que ocurra la magia. sin complicaciones, sin engorrosos trámites. solo se trata de dejar que el *súper colchón sognare ultra plex* haga su trabajo noche tras noche para que tú notes inmediatamente como tu columna vertebral se alinea. ideal para personas con diabetes porque el *súper colchón sognare ultra plex* ayuda a la irrigación sanguínea y mantiene distendidos los riñones. y tú, beltrán te quedaste boquiabierto al contemplar semejante maravilla. «no cabe duda que ya estamos en el siglo veintiuno», alcanzaste a murmurar cuando estabas anotando el teléfono para llamar después porque el precio si estaba como para pensárselo dos veces.

no te has deshecho de ese postit porque la idea aún ronda en tu cabeza, beltrán. pero ya no lo quieres para que te alinee los huesos de la columna ni para que te distienda los riñones; sino porque en tus fantasías llevas el colchón al monte de tu pueblo de hidalgo y ahí los sueltas y sueltas encima de él a la morena del oxxo ya desnuda y con la boca plena de besos.

hartas veces te has masturbado ahí mismo, en tu cabina de *guardia de seguridad* de *eagle security* pensando en esa fantasía, beltrán.

pero puras puñetas, beltrán, porque cómo te gustaría hacérselo pero no te atreves; cómo te gustaría que te lo hiciera pero tampoco te atreves. nomás no das una, beltrán. nomás no se te da eso de comenzar siquiera a tomarle la mano, darle un kiko de perdida en el en el cachete, hacerle cosquillitas en el pescuezo. entonces te basta –aunque no te basta sino te dices que te basta–, con hacerte unas puñetas orondas, largas unas y fugaces otras a la salud de la morena del oxxo que te regaló un café. unas puñetas tibias, cerraditas de ojos. frenéticas unas y olorosas otras en homenaje a la morena del oxxo que ya aceptó salir contigo a dar una vuelta al parque lincoln.

te metes a tu cabina de *guardia de seguridad* de *eagle security*, cierras bien la puerta y la ventanita, extiendes tu franelita –la misma con la que le das una lavada a los coches de la empresa– y te la jalas rico, beltrán, cerrando los ojitos y evocando sus nalgotas, sus pechos morenos, sus piernas rodeando tus caderas cuando la tengas en un potrero de tu pueblo tirados los dos sobre un *súper colchón sognare ultra plex*. luego, envuelves tu franelita e inmediatamente la sacas para darle una enjuagada. no vaya a ser.

una vez casi te cachan, beltrán. todo por atascado. todo por la pinche ansia de no poder estar más tiempo sin tu morena del oxxo, sin tu *súper colchón sognare ultra plex*. recién llegabas a tu cambio de turno en la cabina, recién cerraste la puerta y luego-luego te invadió esa sensación de tenerla.

ya habías salido con ella al parque de chapultepec, beltrán; y lo mejor, ya te había besado.

ella a ti porque tú a ella nomás nel.

así que decidiste que una chaquetita a las siete de la mañana no le cae mal a nadie y pa'pronto te desabrochaste el pantalón y dejaste caer tu cinturón de instrumentos con fundas para linterna, spray de gas lacrimógeno, esposas, cargador con nueve tiros, radio, guantes y un arma corta calibre 9-milímetros. incompleto el equipo, beltrán, a decir verdad solo con el radio remendado con cinta de aislar, el arma y un cargador con siete tiros, porque los otros dos los había usado el compañero anterior –a quién supliste– en una riña callejera en la calle de *edgar allan poe* esquina con *charles dickens*, en polanco, a unos pasos de donde trabajaba antes de morir y donde ahora trabajas tú.

el tema es que con singular alegría comenzaste a jalarle el pescuezo al ganso pero de repente una secretaría toda histérica aventó la puerta que por descuido habías dejado sin seguro: «¡auxilio. auxilio! ¡un incendio!» lo bueno es que tu cabina de *guardia de seguridad* no mide más de metro y medio así que tu cuerpo bloqueo la puerta y lo más que pudo ver la secretaria fue, quizá, tus nalgas peludas y acaso unos segundos porque reaccionaste como gato y como gato te subiste los pantalones, aventaste la franelita, te ajustaste el cinturón de instrumentos y saliste detrás de la secretaria a apagar el fuego que en realidad era una servilleta de las tortillas que se estaba achicharrando sobre la estufa en la cocineta de la empresa.

∞∞∞

la morena del oxxo se parece mucho a la mujer con quien siempre soñaste, beltrán. ese es el pedo. aunque apenas y la conoces tú ya te montaste la película de que se parece mucho a la mujer que siempre soñaste. ese es el pedo real.

porque en el fondo no sabes nada de ella, nada.

ni el nombre de sus padres, ni si tiene hermanos, ni si es casada, viuda, divorciada, jubilada. no sabes de dónde es, dónde vive, con quién, cuales son aficiones, sus pasatiempos. no sabes si le gusta bailar o ir al cine. ni tan siquiera sabes su nombre, para pronto. pero ¡ay tu cabeza de viejo prematuro ya te vendió la película de que es la mujer de tus sueños! ese tipo de mujer independiente y echada para delante; ese tipo de mujer sin miedo al qué dirán; ese tipo de mujer que se te echó encima allá, en el bosque de chapultepec, y te pegó de besos como si fueran adolescentes. ese es el tipo de mujer que necesitas, beltrán, todo hay que decirlo. una mujer así para ver si ya de una vez por todas se te acaba lo anodino y algo haces con tus cuatro décadas de decadencia y mediocridad.

el pedo es que tú ya, beltrán. tú ya hiciste vida y todo lo que un vato debe hacer a los cuarenta. es decir que tú ya saliste con una o dos novias de manita sudada; ya te pusiste unas cuantas pedas; ya hasta te metiste al metro sin pagar; ya conociste a la mujer de tu vida y ya echaste crías con ella.

tú ya, beltrán.

tus años de andar de coscolino ya pasaron.

ahora te toca agachar las orejas y trabajar jornadas de veinticuatro por veinticuatro y ver la tele los domingos cuando juegan las chivas y empedarte frente al televisor con tus tres caguamas sin tener ni la más pálida idea de por dónde andan tus hijos.

pero a la mejor sí, beltrán.

a la mejor aún es tiempo de salir a la calle, de gritarle a la vida que quieres sentirte un poco vivo, o no tan muerto al menos.

echar una canita al aire con esa morena tan así, tan echada para adelante, tan sin pudores que se ve.

a la mejor la vida te tiene una sorpresa entre sus piernas y te la va a regalar si te atreves, beltrán.

a la mejor la vida se ha visto generosa contigo y aquí le traigo su premio, mi chingón, por tantos y tantos años de sometimiento, por tantos y tantos años de mezquindad; abra usted la boca, mi rey, que ahí le va un orgasmo líquido, calientito de esta morena del oxxo nomás para usted, para que se regocije y recuerde lo hermoso que es sentir que para algo sirves, beltrán. llévese a la boca este caramelo, mi chingón, sienta la vida en los pezones de esta morena y cuando ella cabalgue sobre usted, grítele al mundo, a su jefe de de *eagle security*, a la secretaria que lo manda por refrescos, al bob que le hizo el paro en su taller mecánico, a su nuera que se gasta los vales·de·despensa en el issste, a las siete bocas que le da de comer día tras día; llévese a la boca este caramelo y grítele a la vida, mi chingón: ¡estoy vivo, putos! ¡encuerado y con esta morena cabalgando sobre mí estoy vivo, miserables!

pero a la mejor no, beltrán. porque está la marichuy y el leonardo con su mujer y tu nieto, y la sara ivette, y la otra marichuy como su madre, y el ulisitos que dice su madre que ya llegó dos veces oliendo a tíner. ahí están ellos como pajaritos hambrientos piando y piando pidiendo comida cada vez que te acercas al nido.

pero a la mejor sí, beltrán. a la mejor es un aguacero que te agarró a media calle y sin paraguas y no hay manera de resguardase más que debajo de las caderas de la morena del oxxo con quien piensas coger como en tus mejores fantasías:

a darle con la de *perrito*;

y la de volador de *papantla*;

y la de *albañil*;

y la de *tente·en·el·aire* que es para puro máster y que te mueres de ganas de poner en práctica o al menos saber en qué consiste.

a darle, beltrán, a gozar que es domingo quinceañeras y ábranse oscuridades que ahí les va su amanecer.

pero a la mejor no, beltrán. se te enreda en la consciencia tu gente y los huevos con frijoles que te prepara la marichuy.

pero a la mejor sí, beltrán. si total, una vez es una vez, y nadie es perfecto, y te sentirías más culpable rechazando a la morena del oxxo que aceptándola.

pero a la mejor no, beltrán, por tus hijos.

pero a la mejor sí, beltrán, por tu felicidad.

pero a la mejor no, beltrán, por tu familia.

pero a la mejor sí, beltrán, por tu sonrisa.

y ahí andas del tingo al tango, de esto a lo otro, de un *sí* orondo a un *no* raquítico.

hasta que intentas encontrar un punto medio, algo que no descagale: comerte ese caramelo sin aspavientos, nomás para sentir el regocijo por dentro aunque por fuera tengas que seguir pagando el gas y los zapatos de los chiquitos, comprando la despensa, el papel higiénico que ¡ah cómo cagan estas gentes! ¡ah cómo gastan pasta de dientes y jabón! y aceite de cocina y kilos y kilos de frijoles que la marichuy cuece dos veces por semana en su olla express que le regalaron sus hijos un 10 de mayo de hace ya como quince años. y luego las pipas de agua porque en ecatepec el agua se ordeña de una pipa.

eso más la ropa, los ajuares, los útiles escolares cada septiembre.

eso más los cuatro pares de zapatos que hay que comprar una vez al año, de sorrajazo, al hilo, un par para la marichuy tu mujer, otro para la sara ivette, otro para la otra marichuy y otro más para el ulisitos.

al leonardo ya no porque ya está grandecito, el huevón, como para andar dependiendo de su padre. si ya supo meter la pililinga el muy cabrón, entonces ya sabrá como freírse un huevo y darse de comer solito y darle de comer a su familia. pese a que te la fue a arrimar a ti, beltrán. una tarde llegó con su carota de imbécil, arrastrando de la mano a su mujer y te dijo: «vamos a tener un pilcate, opá».

–ajá…, ¿y? –preguntaste tú queriendo ser irónico pero se te escuchó el desgano, el desgaste.

–nos vamos a venir a vivir a mi cuarto.

y tú no dijiste nada, beltrán. nada. ni *sí* ni *no*. ni un ruidito de inconformidad o algo que demostrara, al menos pálidamente, que no estabas de acuerdo porque tu sueldo de *guardia de seguridad* de *eagle security* no daba el ancho ni soñando.

esa misma tarde llegó tu nuera a instaurar su reino de maquillajes de avón, zapatos de tianguis, toallas sanitarias y calzoncitos minúsculos a tu casa, a tu vida. y de ahí para el real no ha habido manera de sacarla, de sacarlos. ni lo has intentado siquiera, a decir verdad. ¡qué vas a andar intentando tú sacar a nadie de tu casa, beltrán! con ese modo que tienes de tan poquita cosa. con esa manera que apenas y se da cuenta la gente de que estás ahí cuando estornudas. lo que sí alcanzaste a hacer fue decirle al leonardo que de tu dinero ya no iba a comer, el méndigo. pero salió peor porque se fue una boca, la del leonardo, pero legaron dos, la de *tu nuera* y *tu nieto*. que en realidad son su mujer y su hijo; pero la marichuy siempre te dice tu nuera y tu nieto y eso como que te hace sentir obligado, beltrán. como si hubieras sido tú quien metió la pililinga y no el cabrón del leonardo.

bueno·para·nada el leonardo, carajo, nomás se la pasa viendo videos en el whatsapp y cagándose de la risa de las tantas puras mamadas que le envían sus amigos. que si una morra moviendo las tetas enfrentito de la cámara; que si un vato que se cae de la patineta y se pone un putazo en las escaleras de una escuela; que si un grupo de personas rescatando un perrito de un canal de aguas negras; que si la volcadura de un autobús de pasajeros en una autopista china. ahí se la pasa el pendejo bueno·para·nada del leonardo a las puras carcajadas entre video y video.

–no tengo datos, papá –te ha dicho en varias ocasiones como para pedirte dinero para meterle recargas a su celular.

pero tú no entiendes bien qué chingados significa eso: «no tengo datos»… te suena a investigación de detectives, a *hawai 5-0* o a *magnum*.

–¿qué chingados significa eso, leonardo?

–qué.

–eso de "no tengo datos".

–datos, papá. datos para entrar a internet.

–lo que deberías hacer mejor es ponerte a trabajar para tener dinero y no esas pendejadas de "datos". dinero, leonardo. di-ne-ro. para comprarle pañales a tu hijo y dejar de estar atenido a que tu padre se los compre.

pero el leonardo se alza de hombros y se mete a la cocina en busca de algo que llevarse a la panza dejándote ahí con la palabra en la boca. y tú te vas callando, beltrán, se te va haciendo chiquita la voz hasta que termina siendo un ruido de fondo, un sonido ambiental como la música del sanborns…, una vez fuiste al sanborns, beltrán, por cierto. con la morena del oxxo, por supuesto, ¿con quién más va a ser?

∞∞∞

la idea fue de ella como todas las ideas que se han ido acomodando en su relación secreta.

eso te encanta también, beltrán, que su relación sea secreta.

como que en tu miserable existencia nunca habías tenido un secreto de ni madres; o no: en tu miserable existencia tus más gordos y retorcidos secretos eran tus chaquetas en tu cabina de *guardia de seguridad* de *eagle security,* o las lágrimas de tu padre cuando en aquel sueño te empujaba en un columpio en el monte de tu pueblo de hidalgo; o tu incapacidad para poder disparar el arma que traes enfundada en tu cinturón de instrumentos.

te encanta entonces que su relación sea secreta y de ahí fue de donde nació la idea de poner todas las cosas secretas en la misma canasta. así que aquella tarde en que fueron al sanborns le soltaste otro de tus secretos a la morena del oxxo y te quedaste suelto, desdoblado, desplegado, extendido en el sillón del restaurante.

al llegar no pediste nada porque no sabías qué pedir, ni cómo pedir, ni cuándo pedir. así que esperaste a que ella lo hiciera para no cagarla, para no poner en evidencia que en ecatepec no hay otra cosa más que culerísimos·puestos·de·tacos:

culerísimos·puestos·de·tacos en cada esquina;

culerísimos·puestos·de·tacos afuera en el paradero de peseros;

culerísimos·puestos·de·tacos en los puentes peatonales;

culerísimos·puestos·de·tacos en los camellones, en la parada del mexibús, en los andenes del metro, en el sitio de taxis, en los mercados, en las cocheras, en las vecindades…, una epidemia, una civilización de culerísimos·puestos·de·tacos que caen sobre ecatepec como plaga de langostas bíblicas.

pero la morena del oxxo sí.

ella sí que ha comido en restaurantes.

lo supiste por ese porte al entrar al sanborns, esa manera de hablarle a la hostess que los recibió:

–dos personas en gabinete por favor.

y tú ya te estabas yendo de nalgas por su percha, su prestancia, su forma de llenar el espacio.

se pidió unas enchiladas suizas, unos chiles toreados y un agua de limón con yerbabuena y tú nomás dijiste «lo mismo que la señorita» y escondiste las narices detrás de la inmensa carta del restaurante.

pavorreales, beltrán.

la carta traía unos pavorreales coronando las fotos del méxico de hace años. siglos. las letras capitales estaban en un rojo brillante, dignas del membrete del mejor hostal neobarroco. estas letras, variando en tamaño según la palabra, te mostraban las secciones del menú: *entradas*, *sopas*, *ensaladas*, *pastas*, *carnes y aves*, *pescados*, *hamburguesas*, *tortas*, *platillos mexicanos*, *enchiladas*, *pozoles*, *sandwiches*, *especialidades de la fuente* y *bebidas*. todo un universo de sabores y contrastes venidos del mundo del sanborns para tu paladar, para ti, para después poder besar a la morena del oxxo sin temer que la trompa te supiera a culerísimo·puesto·de·tacos. «¡chín!», pensaste al leer la carta: «me hubiera pedido una hamburguesa» pero era demasiado tarde porque la mesera ya flotaba rumbo a la cocina, enfundada en su falta a rayas horizontales, multicolores y coronada con sus hombreras color fiusha, puntiagudas, futuristas, que te hicieron pensar en naves espaciales, en seres extraterrestres.

una idea atravesó tu cabeza cada vez más lejos de los culerísimos·puestos·de·tacos de ecatepec: «quiero vivir en el sanborns».

después de las enchiladas la morena del oxxo se pidió un café y tú hiciste lo mismo. ahí estuvieron horas charlando y bebiendo café porque las mesera espacial y futurista se encargaba, gentil, de rellenarles las tazas nada más ver que éstas se vaciaban.

será por las enchiladas suizas, o por el café, o por el gabinete acolchonado que, sentado ahí, comenzaste a sentirte anónimo, mezclado naturalmente con el mundo, con ese mundo. así que se te soltó la lengua, beltrán, confesaste otro de tus secretos inconfesables:

–no sé disparar, morena.

–¿qué? –preguntó ella sinceramente.

–no sé disparar el arma que porto –y sentiste como se te aguadaban los ojos.

¿qué anomalía es esa que hace que los ojos de un hombre se llenen de lágrimas en la mesa de un pinche sanborns?

¿qué parásito se mueve en las entrañas y emerge convertido en confesión?

¿qué rizópodo te obliga, beltrán, a confesarle un secreto a tu amante?

y la morena del oxxo volvió a sorprenderte, beltrán. y un hombre como tú no es capaz de mantenerse en pie delante de tanta sorpresa; delante de una sorpresa tras otra. un hombre como tú cae inevitablemente rendido, derrotado, noqueado, abatido ante las piernas, las caderas, los labios de una mujer como la morena del oxxo, capaz de soltar tantas sorpresas juntas:

–mejor –dijo sin dejar de mirarte, incluso cuando sonrío, incluso cuando se llevó su taza de café a los labios.

«mejor», pensaste tú. piensas aún. mejor no saber disparar que sí saber hacerlo. mejor no tener la posibilidad de hacerle un agujero a alguien. mejor no poder matar que sí poder hacerlo.

de ahí nació la idea de invitar a la morena del oxxo a ver otro de tus secretos, beltrán: llevarla a la calle de *edgar allan poe* esquina con *charles dickens*, en polanco, a unos pasos de donde trabajan ambos.

–¿qué vas a hacer el jueves?

–salgo a las nueve.

–¿de la mañana?

–¡no suato! de la noche.

–¿paso por ti?..., te quiero llevar a un lado.

y la morena del oxxo pensó que por fin; que ahora sí se iban a encuerar en un hotel de calzada de tlalpan; que había llegado el momento de rasurarse las piernas y llevarse unos calzones decentes en el bolso para cambiárselos antes de salir del oxxo y así darte la sorpresota de que ella olía rico de todos lados. se puso roja la morena del oxxo, le brillaron los ojitos y le papaloteo la pestaña colmada de rímel al momento de acercarse a ti por encima de la mesa del sanborns y decirte:

–¿a dónde me vas a llevar, poli?

sentiste el piquete en las costillas, beltrán; el ataque de la lujuria; la invasión del deseo y te sentiste poli de verdad. hasta sumiste la panza y levantaste la cabeza pasando la mirada por encima de las mesas del restaurante como diciendo: «soy un hombre, culeros, soy un policía de verdad y llevo esta escuadra 9-milímetros nomás para que sepan quién soy y se acobarden porque ni necesidad tengo de matar a nadie: mejor».

y ahí mero decidiste que después de llevarla a ver la esquina de tu secreto, la llevarías a un hotel en calzada de tlapan ¡y que al mundo se lo lleve la verga!

∞∞∞

el jueves caminaron como novios, de la mano y toda la cosa por las veredas del parque lincoln. al fin ya había oscurecido y de noche todos los gatos son pardos, beltrán; así que era muy poco probable que alguien te reconociera. menos ahí, en polanco, porque en este país es imposible que la gente de zona de ricos reconozca a la gente de zona de pobres.

llegaron a la esquina de *edgar allan poe* y *charles dickens* y ahí levantaste tu dedo índice y le enseñaste a la morena del oxxo el agujero que había en la placa del nombre de la calle, exactamente entre *allan* y *poe*.

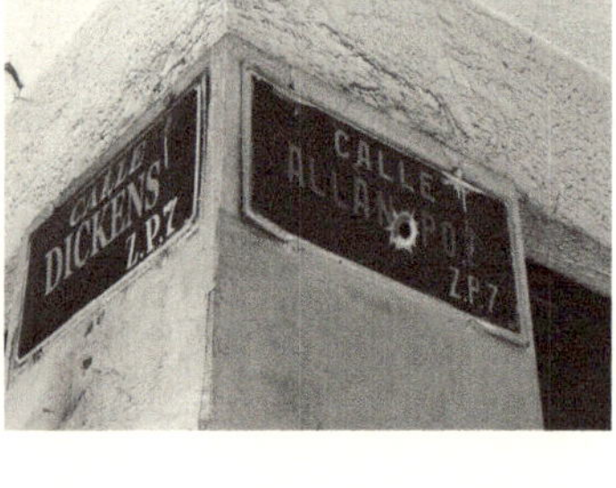

–¿ves ese hoyito?

–sí –dijo ella.

–¿qué crees que es?

la morena del oxxo lo pensó un momento y luego dijo:

–el hoyo de un clavo…

–piensa más –dijiste tú.

–alguien clavó la placa por ahí pero luego se dio cuenta de que los hoyitos para sujetarla estaban en las esquinitas y mejor la puso bien.

–más…

–antes se ponía aquí un tianguis y la señora de las verduras clavó una alcayata para agarrar de ahí su manteado.

–más…, más…

–llegaron los de telcel o los de dish y pusieron ahí un clavo para sus claves. ¿no?

ante tu silencio la morena del oxxo dijo ya inquieta:

–¿para qué me trajiste ver este agujero, poli? ¿qué pex?

–ese hoyo lo hizo una bala de mi arma, morena. no disparé yo, ya te dije que yo ni siquiera sé disparar, disparó el compañero al que suplí…, disparó mero antes de morirse.

la morena del oxxo enmudeció.

–lo balacearon y él desde el suelo pudo desenfundar su arma y disparar…, lo malo fue que no le dio a nadie. ni siquiera le atinó a un nombre, su balazo pasó mero en medio estos dos.

–¡qué horror! ¿y por qué lo mataron?

–por andar vestido de poli…, nomás.

y te vino a la mente, beltrán, como el compañero a quien

supliste cayó en batalla. una batalla que no era suya ni mucho menos, sino que el pobre wey pasaba por el lugar equivocado en el momento equivocado: frente a una joyería cuando salían corriendo tres sujetos armados y al verlo uniformado, uno de ellos ni lo pensó y le disparó a quemarropa.

todavía pudo, el compañero a quien supliste, desenfundar su arma y soltar dos tiros a ninguna parte. uno perforó la sombrilla de la mesa de una terraza del parque lincoln y se perdió en el cielo de esta ciudad; y el otro atravesó la placa con el nombre de la calle, justo entre los apellidos, exactamente entre *allan* y *poe*.

dickens, en la placa de al lado, quedó intacto.

poe, *dickens*, el compañero a quien supliste y ahora la morena del oxxo y tú, beltrán.

un gringo, un británico y tres mexicanos: tres muertos y dos vivos. ¿qué misterio puede encerrar esa coincidencia? lo piensas pero el pensamiento se diluye porque no tienes ni pálida idea de quién es poe ni dickens y la morena del oxxo es sorprendente pero tampoco tanto.

pero eso no te importa, beltrán, lo que en realidad te intriga, te conmueve hasta las tripas, es que el disparo del compañero a quien supliste hizo un agujero entre los dos apellidos.

no tocó ningún nombre. eso es lo que te inquieta; igual que te inquieta la pregunta con la que hiciste llorar a tu padre; igual que te inquieta el motivo por el que confesaste tu sueño a la morena del oxxo y el hecho de tenerla ahora aquí, a tu lado, de tu mano.

se podría decir, querido beltrán, que hoy por hoy, esas son tus inquietudes.

–tengo un libro –dijo la morena del oxxo sin quitar la mirada de la placa agujereada. un libro donde se analizan estas cosas.

–¿qué cosas?..., ¿los tiros?

–no, suato, las coincidencias.

–¿cómo?

–sí, tengo un libro que te dice lo que significa que el tiro del pobre hombre no le haya dado a nadie, ni tan siquiera a un nombre. el libro te explica por qué ese pobre hombre pasaba por aquí mero cuando asaltaron la joyería y por qué tú y yo, estamos aquí y ahora. se llama:

las revelaciones de nostradamus

guardas silencio, beltrán. algo en tu cabeza comienza a cobrar sentido pero no sabes aún qué. piensas en la pregunta que le haces a tu padre en tu sueño recurrente mientras él te columpia en el monte, allá, en tu pueblo de hidalgo.

como que se va cuajando en tu cabeza que ese tal nostradamus seguramente entendería que tu sueño quiere decir que debes cambiar de vida y buscar nuevos horizontes: irte a vivir al campo.

pero irte con ella, con la morena del oxxo que ahora ha recargado su cabeza sobre tu hombro sin dejar de mirar el agujero de la bala. como que entiendes que debes alejarte, beltrán, mandar todo a la mierda y comenzar de nuevo, nuevo, allá, en el monte,

lejos de las dos horas de trayecto de ecatepec a polanco,

lejos de los peseros reguetoneros,

lejos del asfalto,

lejos de las balas,

lejos de los uniformes de *guardia de seguridad*.

y con ella, beltrán, con tu morena del oxxo a quien ya le diste la cara y la estás besando ahora mismo como nunca en tu vida habías besado a nadie,

jamás.

no te percatas, beltrán, que una cuadra más hacia avenida reforma, pasa con un grupo de chavitos rumbo al bosque de chapultepec. fuman e inhalan mientras caminan y se dan de zapes unas a otros y otros a unas. van rumbo a chapultepec porque les late saltarse la reja y meterse a ponerle duro en el bosque. ponerle de todo, mota, tíner, activo, sexo y chaquetas a diestra y siniestra.

a la distancia miras al grupo de adolescentes pero, ni por asomo, reconoces al ulisitos, tu hijo.

y el ulisitos desde su perspectiva mira a la distancia a una pareja que se come a besos pero, ni por asomo, alcanza a reconocer a leonardo alberto beltrán paz,

su padre,

tú mero, beltrán.

∞∞∞

lástima, beltrán.

lástima que el puto libro de nostradamus no hable de profecías tuyas sino nomás de profecías del mundo.

puras profecías de la humanidad.

porque si hablara de profecías tuyas te habría advertido que mañana cuando vayas en el pesero, el frente·de·olla y el mazacuate se subirán a atracar al personal. y cuando el frente·de·olla caiga desplomado en mitad del pasillo, tú –decidido a ser un hombre nuevo, un hombre diferente: otro hombre–, desenfundarás tu 9-milímetros que sabes que no sabes ni siquiera disparar, y amagarás a uno y a otro y les mentarás la madre con absoluta sinceridad.

entonces el chofer recogerá el arma del frente·de·olla y también encañonará a todos y a ninguno.

la raza se pondrá pecho·tierra antes de que empiecen los plomazos, beltrán.

todo quedará en silencio unos segundos,

un minuto,

dos minutos,

tres.

hasta que artemisa se ponga de pie gritando que el frente·de·olla está vivo y se desate una balacera a diestra y siniestra, sin saber quién hiere y quién es herido.

jalarás el gatillo con fe, beltrán, una y otra y otra vez, sentirás percutir el arma en tus manos.

sentirás la trayectoria de las balas de aquí para allá y de allá para acá.

pero una de esas balas saldrá de un arma con dirección a ti
y te perforará la panza
y sentirás la sangre caliente bañando tu pecho
y te sentirás vivo, beltrán.
te sentirás vivo.

nueve:

infarto

el mazacuate entra al microbús con los ojos enardecidos y el arma en las manos. «¡se los acaba de llevar la verga, culeros!», pega de gritos y manotea a unos y a otras para que se arreculen al fondo del microbús que mero está pujando en la subida del cerro gordo. inmediatamente detrás sube el frente·de·olla con los ojos espantados y el pulso traicionándolo. avienta pequeños grumos de saliva en cada mentada de madre el mazacuate y da órdenes de que unos se queden aquí y otros se hagan para allá mientras él, muy serenamente, les va a pasar báscula y ¡ay del pobre culerín que se quiera pasar de verga y esconda el varo o los anillos o los relojes!

el frente·de·olla permanece vigilando al frente del microbús. tiembla el puto, nunca en su pinche vida había amagado al personal con un arma como en las últimas semanas. la cacharpo ya se arrinconó junto al volante y le hace señas al chofer de que mejor no la haga de pedo. que mejor no intente esconder el puño de billetes que trae debajo de la alfombra que cubre el tablero de instrumentos. pero el chofer es del barrio y como que no le late la idea de dejar ir su varo así como así, sin tan siquiera echar un par de maldiciones a cada uno de los pendejos que muy vergas ya andan taloneando al pasaje.

pero la cacharpo insiste, le dice con señas más vehementes que se deje de pendejadas porque a leguas se ve que este par de cabrones no son de fiar.

a leguas se ve que son malandros de mala sangre.

a leguas se ve que no les duele nada de lo que a las personas les duele.

a leguas se ve que son capaces de meterle un tiro a cualquier cabrón y tan panchos se irían a su casa dormir como si no debieran nada.

pero el chofer tiene sus dudas.

nomás son dos cabrones y uno de ellos ya está bien ruco y sin dientes pa'acabarla de chingar y el otro es un chavito, «nomás míralo, cacharpo, hasta se ve como tiembla», parece que le dice el chofer a la cacharpo porque como que le están entrando ganas de agarrarse a putazos con uno de ellos y luego ya el pasaje que se haga cargo del otro. «yo me encargo del chavito, cacharpo. algo tendrás que hacer tú y el pasaje con el ruco», ya le dijo el chofer a la cacharpo.

se lo dijo en susurros, se le fue repegando y le acercó la trompa a la oreja y le soltó lo dicho. «aquí traigo un bat debajo del asiento…, es cosa nomás de medio metro para que lo amachine y ya teniéndolo en las manos le sorrajo un putazo al chavito no para desmayarlo, cacharpo, sino para matarlo de una buena vez. y entonces sí tendrán que apurarle porque en cuanto el ruco se dé cuenta van a tener que caerle todos en bola, como pirañas, y arrancarle la pistola a mordidas antes de que sus putos dedos flacos aprieten el gatillo».

«mejor espérate, chofer», parece que le dice con la mirada la cacharpo, «¿no ves que con nosotros no es el pedo? van a basculear al personal y luego se va a abrir a la verga y nosotros tan campantes. no seas imbécil y nos vayan a matar nomás por tus pendejadas».

y el chofer sigue con la duda porque el bat ya está al alcance de su mano, ya lo tocó con la punta de los dedos cuando el frente·de·olla comienza a respirar con dificultad y aprieta los labios al sentir como la lengua no le obedece al momento de decir palabra. sacude la cabeza el frente·de·olla porque siente que la realidad se le desploma. sujeta el arma con desesperación y amenaza a uno y a otra.

se gira hacia el chofer que aleja la mano del bat y levanta los brazos en actitud de rendirse.

pero el frente·de·olla presiente sus negras intenciones y decide disparar.

va a disparar.

si no fuera porque el dedo índice no le responde ya hubiera apretado el gatillo ¡y que se lleve la verga a quien se tenga que llevar la verga, pedazos de mierda!

vuelve la cabeza en busca del mazacuate y como que le quiere gritar: «¡mazacuate!», decirle; o, «¡ayúdame, testículo!»; o «¡auxilio, israel! ¡tío!», gritarle pero solo gime, o muge, o gruñe, o grazna, o dice algo ininteligible porque la boca ya se le está yendo de lado.

justo entonces el mazacuate está basculeando a artemisa que aprieta los dientes para no sentir los dedos sucios de este cabrón agarrándome las nalgas, como si ahí hubiera algo que buscar. se aguanta el asco la artemisa porque no quiere delatarse, mostrar que debajo de los calzones lleva siete mil pesos en un rollito de billetes que le entregaron ayer en la tanda de la fábrica.

levanta la mirada artemisa porque está harta de tanta mierda y de que nadie acepte su lesbiandad y se encuentra con los ojos del frente·de·olla que la mira desde un sitio diferente a la vida. «chingas a tu putísma madre, pendejo», le dice artemisa con la mirada al frente·de·olla: «ójalas y te mueras» e instantáneamente el frente·de·olla se balancea, se pandea, trastabillea justo cuando el beltrán se pone de pie y desenfunda su 9-milímetros y pega un grito bien horrible y culero y desgarrador pero que no dice nada; algo así como un lamento o un alarido que nomás se le entiende la última palabra que dice: «¡veeeeeeeerrrrggga!»

el frente·de·olla siente una rabia inmensa porque a él ningún flaco pendejo se le pone al brinco y ninguna escuincla nalgas·meadas lo regaña con la mirada; pero hoy le cayó el chahuistle y aquí le traigo su insuficiencia respiratoria, carnal, y sus boqueadas de mojarra fuera el agua, y su baba espumeando por el hocico, y su mirada desorbitada. pasa por su cabeza la mariana e intenta decirle «china», pero nomás no le sale palabra. pasa también por su cabeza su hija que aún no conoce pero que no se quiere morir sin conocer, recogerla en sus brazos, enseñarle todo lo que hay que enseñarle a alguien que nada sabe, decirle que el mar es más bonito en la tele que en veracruz y que a las plantas hay que hablarles para que crezcan bonitas.

alcanza a medio ver el frente·de·olla a la cacharpo y como

que va hacia ella; como que le quiere decir que algo se torció en el plan porque no contaban con este ataque de algo;

este cardiacazo;

este colapso pulmonar;

este infarto;

este algo horrible que le está sucediendo ahora mismo ahí dentro, entre pecho y espalda.

una cosa mala, seguro. una bola que crece y entume los órganos y nubla la vista y te hace babear, frente·de·olla, como perro·de·rabia solo que en lugar de la rabia está la angustia: perro·de·angustia.

«ayúdame, carnalita. hazme el paro», le dice el frente·de·olla a la cacharpo pero no le salen las palabras y más babea y más transpira y pela más ojos. luego, despacito pero incesante, esta realidad se va fundiendo a negro y el pobre vato trompica y estira la mano temblorosa buscando la mano de la cacharpo que se está acercando a él toda sacada de onda y puede ver cómo el frente·de·olla suelta el arma que cae a los pies del chofer que ni tardo ni perezoso le pone una bota encima como diciendo: «véngache con su rey».

ya no alcanza a ver el frente·de·olla como el chofer recoge el arma y luego-luego amenaza al mazacuate que a su vez amenaza al beltrán que ya desenfundo su 9-milímetros pese a que no sabe ni siquiera como disparar. pero no hay pedo beltrán que nadie en este pesero sabe que no sabes.

apenas alcanza a pensar el frente·de·olla: «¡ya valió verga!» antes de echar un borbotón de sangre por la boca y

desplomarse como costal de elotes;

a mitad del pasillo del microbús

sobre los audífonos de diadema de artemisa que ahí quedaron tirados;

y por fin se calla la boca el joan sebastian.

∞∞∞

nada más ver cómo el frente·de·olla se desploma, intentas salir corriendo por la puerta trasera, mazacuate. la calle y la cárcel te han enseñado que si algo en el plan se tuerce lo único importante es huir.

no hay nada más importante porque no hay nada más qué hacer.

no importa si quien ha caído es tu hermano, o tu sobrino, o tu madre, o alguna de las que crees que son tus hijas. no importa si es el mismísimo padre, o el hijo, o el suato del espíritu santo que por algún motivo ha caído pese a ser divino y todo.

la vida es un filamento, mazacuate, y mejor ahí se ven, culeros, y agarras camino rumbo a la puerta delantera del pesero.

pero la vida te da sorpresas –sorpresas te da la vida–, mi rey, y la cacharpo ya te cerró el paso con toda su humanidad porque ya te le fuiste tres o cuatro veces, mazacuate y una quinta ni de puta broma. y ¿a dónde crees que vas, criaturita del señor? si esto apenas se está poniendo bueno parece que te dice la cacharpo.

–quítate, pendeja –alcanzas a mascullar en intentas hacerla de lado cuando escuchas una voz bien fiera a un costado tuyo que te amenaza:

–no te muevas pedazo de pendejo.

suena culera la voz.

decidida.

suena envenenada.

como recién salida de un abismo aterrador, como si el portador de la voz fuera un recién parido de una mala bestia.

renegrida la voz que te amenaza y que por puro pinche instinto, con un movimiento de cobra, giras y ya estás encañonando al dueño.

¡oh sorpresa, mazacuate!

el portador de la voz es el beltrán que tiene media sonrisa colgando de sus labios porque se siente vivo, orgánico, presto, raudo, feroz, fuerte, afanoso, viril, astuto, vigoroso, ágil, hábil, energético, agudo, certero, sagaz, violento, osado, temerario se siente este beltrán tan lejos del pendejete de siempre. se siente uno que esta tarde se va a llevar a la morena del oxxo al primer hotel de calzada de tlalpan y ahí la va a desnudar con todas sus manos, y la va a besar con todas sus fuerzas y la se la va a coger como hace meses, años, lustros, décadas no coge, nunca ha cogido. entonces le dirá el beltrán a la morena del oxxo «gracias, morena, por hacerme sentir esto que siento que hace décadas no sentía y que creí que nunca jamás iba a volver a sentir»; y la morena del oxxo lo llenará de besos porque en el fondo estará sintiendo exactamente lo mismo que él.

pero ahora está aquí, mazacuate, a tu costado y encañonándote con una 9-milímetros que te mira con el ojo negro de su cañón y que el beltrán sostiene con firmeza.

«está bragado el culero», piensas porque ya lo escaneaste, mazacuate. ya lo examinaste. ya sabes que es policía porque la chamarra de chiconcuac está abierta y deja ver su uniforme de *guardia de seguridad* de *eagle security*. «¡me lleva la verga!», te lamentas mentalmente, mazacuate, porque la vida a veces juega rudo y te pone a atracar un pesero donde mero viaja un policía resuelto y armado con una 9-milímetros que tiene su cañón justo apuntando a tu pecho.

sabes que sabe, mazacuate.

la manera en la que sujeta el arma te dice que no es ningún novato. la forma en que dirige el cañón no a tu cabeza sino a tu pecho te informa que sí es de los buenos, que tiene huevos el poli y que no le costará nada jalar el gatillo en cuanto algo intentes.

así que mejor calladito te ves más bonito, carnal. mejor aguanta, poli, más vale que no nos póngamos nerviosos y váyamos a cometer una pendejada.

y el beltrán todo sereno, frío el hijo de puta como témpano, te dice que «¿nerviosos?» y hace una pausa y traga saliva y luego-luego se le ven las ganas que tiene de matar a alguien: «nervioso tú, culero..., yo estoy feliz». y es sincero el beltrán. y tú, pendejo mazacuate sabes que es feliz así mero como está encañonado y encañonándote.

te vas a cagar de miedo, mazacuate.

te acabas de topar con un vato como tres o cuatro niveles más oscuro que tú.

∞∞∞

–¡te va a llevar la verga, culero! –escuchas otra voz desde la parte delantera del pesero y detrás de la caharpo aparece el chofer todavía borracho, arrastrando las palabras y apuntándote con el arma del frente·de·olla.

hasta agradeces al señor nada más verlo, mazacuate.

traes de tu memoria el polvo que levantaron los testigos de jehová y te avientas un salmo: *salva a tu siervo que en ti confía, señor.* te alegras de ver al chofer todo pedo, tambaleante y apuntando su arma a diestra y siniestra. si se le va un tiro te puede dar en mitad de la frente, es cierto, pero también es cierto que podría dispararle al beltrán que ya te has enterado como se apellida porque alcanzaste a ver la placa que cuelga de la casaca de su uniforme de *guardia de seguridad* de *eagle security.*

o se le va un tiro y le pega a la cacharpo, o a algún pasajero de los que ya se hicieron bolita y ya se agacharon, se tiraron, se enroscaron como perritos recién nacidos en el piso del pesero.

o se le va un tiro y le pega a la artemisa que ya se agachó igual y está tapándose las orejas debajo del asiento. apretando los ojos y apretando los dientes y pensando en los siete mil varos que lleva entre los calzones y que nadie sabe que los lleva.

«el ganón va a ser el forense que recoja mi cadáver y cuando me esté encuerando se tope con el rollito de billetes», piensa artemisa. «mi navidad», de seguro pensará el culero. «ójalas que le aprovechen» concluye aterrada artemisa, hecha bolita debajo del asiento.

se le va ir un tiro al pendejo del chofer y en una de esas hasta él solito se mata, o se hiere una pierna, o se atraviesa la panza con esa bala que el destino aún no decide a quien ha de agujerear.

–tú no te metas –dice el beltrán cuando escucha la voz del chofer y el mazacuate más gracias da y más salmos reza:

–inclina, oh señor, tu oído y respóndeme, porque estoy afligido y necesitado –en voz alta los reza el puto del mazacuate. en voz alta para que la gente escuche que culero y todo pero creyente. asaltante y todo pero amante de dios padre, dios hijo y dios espíritu santo, culeros. no como esos malandrines de cuarta que veneran a la santa muerte y esas mamadas de cholos y reguetoneros.

–baja el arma –insiste el beltrán pero el chofer también está bronco, también tiene tierra en las uñas y la moronga se le está acumulando en el pescuezo. también quiere sentir que se siente estar a punto de perder la vida.

pero la neta es la pura briaga que trae encima el chofer, nada más.

es la pura intoxicación etílica que ya le está fermentando las neuronas.

si no fuera por las once tecates el pobre cabrón ya estaría arrinconado igual debajo de los asientos. pero qué le vamos a hacer: el alcohol a veces te pone triste; a veces te pone loco; a veces te pone chistoso; a veces te pone feliz y a veces, como está, te pone valiente.

–baja la pistola, pendejo –es la cacharpo quien le dice ahora al chofer y el chofer a hora sí se emputa. porque puede entender, incluso aceptar, es más obedecer si un policía armado le da órdenes; puede entender, es más, que un malandro lo obligue a tirar su arma…, pero que la cacharpo –su cacharpo–, le diga lo que tiene que hacer, ni de puta broma. esta pinche gorda a la que me he cogido aquí mero en este pesero, jamás. esta pendeja que apenas y tiene dientes, no. esta perra que con trabajos y sirve para cobrar el pasaje y decirle a los pasajeros que se recorran en dos filas hasta el fondo, nunca. esta culera que

...ahora que ato cabos me parece que conocía al vato que está ahí debajo tirado y echando borbotones de sangre

...me parece que quiso ayudarlo cuando se le estaba yendo la trompa chueca

...me parece que quiso ayudarlo justo antes del infarto.

¡y ahora sí la cosa se puso linda!

¡ahora sí confeti y serpentinas!

¡ahora sí se les está desbaratando el numerito!

¡y a sonreír liendrosos porque tú los conoces ¿verdad, pendeja?!

¡tú bien que sabes quiénes son!

y sacando cuentas a la mejor hasta fuiste tú quien me puso el dedo.

–estás pero si bien pendejo, chofer. yo qué diablos voy a andar conociendo a estos culeros.

y he aquí tu oportunidad, mazacuate.

dios se ha revelado y ha traído su mirada buena a este pesero lleno de mierda donde te metieron tus adicciones.

dios es bueno y ha bajado a salvarte una vez más con tal de que vuelas a atestiguar con los testigos. con tal de que vuelvas al camino de lo recto, de lo correcto y dejes la vereda de lo insurrecto.

dios ha venido a poner estas palabras en tu boca para que todo se enmarañe más de lo enmarañado que está.

–ni pedo, cacharpo. nos torcieron... lo mejor ahora es soltar la sopa, decir la neta, reina... la pura neta.

inmediatamente sientes los ojos de la cacharpo que te miran con todo el odio de la humanidad. nunca nadie te había mirado así, mazacuate. ni en la cárcel ni en la peda. la cacharpo te mira desde lo más hondo del rencor, de la tirria. sabes que si te tuviera a un brazo de distancia ya te abría soltado el primer putazo y eso seguramente desataría la balacera y caiga quien caiga. pero afortunadamente dios es bueno y la cacharpo está en medio de este triángulo de balas que han dibujado el chofer, el beltrán y tú. dios es bueno y ahora mismo el chofer después de sus conclusiones dirige su arma con más estabilidad hacia el enorme vientre de la cacharpo. «uno menos, dios», piensas y tu cabeza comienza a maquinar una salida. algo que por lo menos vislumbre una pequeña lucecita aunque sea distante allá, a lo lejos, en los horizontes de la fe. «*impondrá su mano sobre la cabeza de la víctima y le será aceptada para que le sirva de expiación*», rezas y ya no sabes si son nehemías, o deuteronomio o esdras.

aunque por otro lado, después de decir lo que acabas de decir, sabes que ahora sí ya no hay opciones con la cacharpo: la acabas de cagar todita, la acabas de perder definitivamente. y peor aún, sabes, que si sales con vida de ésta, tendrás que huir de ecatepec para siempre. y "*siempre*" es una palabra muy larga, mazacuate, si lo sabrás tú.

–así que son amiguitos..., son amiguitos –es el beltrán quien habla y tuerce la cabeza de un lado a otro y hasta acá se escucha el tronadero de sus cervicales.

∞∞∞

como salero, cacharpo. te tocó quedarte en medio como salero. por un lado te apunta el chofer con el arma del frente·de·olla, por el otro el beltrán con su pistolota, y por el otro el pendejo traidor del padre de tus hijas: el mazacuate. y tú en medio, cacharpo,

como ombligo,

como el hueso de los aguacates,

como yema de huevo estrellado.

atacada por todos lados y sin lugar a dónde ir: perra en mitad del viaducto, cacharpo: queso·de·puerco en medio de esta telera.

–¡aguanten. aguanten! primero que nada ni se les vaya a ocurrir soltar de tiros –alegas y pones las manos abiertas delante de las armas como escudo, como si deveras un plomazo no fuera a atravesar tus palmas. ¡aguanten! neta, esto lo podemos arreglar.

alguien llora al fondo del pesero.

es una señora que ya no pudo más con los nervios y ya mejor se soltó a llorar.

aunque no es solo el llanto, sino que está mezclado con tosidos como de mujer mayor, enferma. alguien más se le une, para acabarla de chingar, y el único que está sacando ventaja de todo esto es el mazacuate porque a río revuelto ganancia de malandrines. y, como tú bien sabes, cacharpo, el mazacuate es un vil malandrín. así que si se suelta el desmadre de balazos y baleados, él sabe que hay que agachar el cuerpo y arrastrase a la salida. de hecho si no fuera porque el beltrán no le quita el ojo y el cañón de su 9-milímetros, ya hubiera iniciado la panchanga pegando un balazo e inmediatamente al suelo sin dejar de disparar mientras se arrastra hacia la salida.

pero no.

aún no.

no todavía porque si suelta el primer plomazo el segundo será el del beltrán y vendrá derechito a desventrarlo. «se ve bragado el hijo de gran puta del beltrán. imposible que falle un tiro», piensa el mazacuate.

–¡hija de tu reputa madre, cacharpo! o sea que estaban coludidos para pegarnos el chingadazo, ¿verdad, culera? –escupe el chofer porque se siente herido. y no solo por ser el objeto del asalto, sino por ser el objeto del engaño también. y yo creyendo que éramos carnales, cacharpo. yo creyendo que hasta algo más. yo creyendo…

y tú te quedas callada, cacharpo. qué vas a decir si lo que dice el chofer es la pura neta, peluda, sin depilar.

–así mero, mi rey –es el mazacuate quien contesta. pero no te entumas, carnal. no eres el primero. ya van varios a quienes les pegamos el brinco. ¿y qué crees? –hace un silencio no tanto para que el chofer conteste, sino más bien para que algo piense, cualquier cosa, da igual. luego se responde solito–: siempre la hemos librado, perro.

–¡perra tu puta madre, culero! –y parece que le va a jalar pero la cacharpo está en medio, como hueso de aguacate, como yema de huevo estrellado y «¡aguanta, marco antonio! ¡no dispares!». es hasta este momento en que no venimos a enterar que el chofer se llama marco antonio. se lo ha dicho la cacharpo con todas sus letras. y se lo ha dicho porque supo, sabe que es su nombre lo único que puede detener sus intenciones de soltar tiros.

entonces el beltrán si se emputa deveras.

–a ver, escuincles, ya estuvo bueno. yo les voy a decir qué chingados vamos a hacer para que no haya muertitos. presten atención hijos de la chingada, porque no me gusta repetir. ora que si quieren hacemos eso o si no pues nos cuajamos a tiros –y no sabe ni él mismo de dónde carajos sacó ese lenguaje tan decidido y ese talante tan de rambo pero le gusta al beltrán, cada vez más le gusta.

–a mí no me vengas con amenazas, putito –dice marco antonio, el chofer que con un arma y once tecates encima se siente valiente.

–primero escúchame, pendejo, y luego ladras –dice el beltrán y hasta se desconoce. si estuviera la morena del oxxo aquí al lado seguro ya hubiera tenido como tres orgasmos nomás de ver a semejante cabrón sin miedo en mitad de esta situación; que por supuesto no está nada sencilla y, por supuesto también –y obviamente–, esta si es una situación de vida o muerte. ya hasta se la quiere platicar, el beltrán. ya se ve después de haber cogido como cuatro veces, tirado en la cama, con un cigarro en los labios, echando el humo por las narices y con la morena de oxxo recostada en su pecho, contándole a detalle como estuvo el pedo en el pesero.

y hasta entonces pasa por su cabeza que en una de esas lo pueden matar también.

no lo había pensado pero ahora ya lo pesó.

y esto también le conviene al mazacuate. el beltrán ya pensó que a la mejor sí; que en una de esas le toca un tiro y se lo lleva la calaca. pero rápido se deshace de ese pensamiento traidor porque neta ahora mismo le da lo mismo vivir o morir. le da lo mismo matar que ser matado. si vive su vida dará un giro de rueda de la fortuna, como tortilla que se cuece de un lado y de un brinco gira para cocerse del otro. y si muere, morirá feliz, pleno, rebosante de vida, lleno de ganas.

lo que sí, es que no sabe disparar el beltrán.

si supiera ya le hubiera metido un tiro al mazacuate y uno a la cacharpo y uno más al frente·de·olla. al cabo tiene siete y nada más usaría tres, así que le quedarían cuatro para amenazar al personal y que a nadie se le ocurra levantar la cabeza o me lo trueno igual, le diría al nudo de gentes arrinconadas debajo de los asientos.

y saldría el beltrán, nuevo, vengador. satisfecho de haber salvado la vida de varios y satisfecho de haber quitado la vida de tres, por culeros, por hijos de puta, por malandrines los tres difuntos. no esperaría el beltrán a que llegara la policía, obviamente. ya que por un lado él es la policía –lo dice su casaca bien clarito: *guardia de seguridad* de *eagle security*–, y por el otro él sabe bien, perfectamente, que aquí en ecatepec, los inocentes son los más culpables.

o nada más atizarle al mazacuate y listo. nomás un plomazo en la mera panza para que caiga y suelte el arma y luego, mientras se desangra como puerco, quitarle la pistola y decirle a pasaje que mejor le lleguen a otro pesero porque en cuanto llegue la policía todos vamos a ser culpables. y bajarán todos en tropel como manada de antílopes; y algunos volverán a su casa, asustados, lleno de traumas, a comerse un bolillo para el susto y a contarles con lujo de detalle que el atraco en el pesero estuvo de infarto. otros romperán en llanto nada más bajar del pesero y darán gracias a todo dios y caminarán sin sentido hacia un lugar donde haya luz y gente para sentirse menos vulnerables. otros esperaran el siguiente pesero porque hay que llegar al trabajo pase lo que pase porque en este país un atraco a mano armada no es motivo para faltar a tus obligaciones. pero nadie, ni por casualidad, ni por error, acudirá al ministerio público a denunciar los hechos para que se levante el acta correspondiente y se inicien las averiguaciones. y nadie ira porque todos saben que en este país gelatinero denunciar un delito es lo mismo que tirarte un pedo:

todos lo huelen pero nadie investiga quién fue el gracioso.

¡eso haría el beltrán si acaso supiera disparar su 9-milímetros, caray! el pedo es que el chofer tiene ganas de sangre y de venganza. anda medio pedo y las once tecates que se echó eran de las violentas. así que si el beltrán hubiera disparado él también. a huevo. él también pero sin saber hacia dónde ni contra quién. lo más seguro es que le querrá dar cran a la cacharpo y se pondrá a soltar de tiros. y eso tampoco lo va a permitir el beltrán.

así que tendrá que dispararle también al chofer y entonces sí,
leonardo alberto beltrán paz,
estaría convertido oficialmente en un asesino.

∞∞∞

mientras tanto debajo de los asientos hay un submundo.

se cuece algo distinto.

debajo de los asientos la gente se enrosca, se arrastra lejos del frente·de·olla que ya ha dejado de boquear y que quienes lo miran por entre las patas de los asientos piensan que ya se murió. parece muerto en realidad. infartado el pobre infeliz pero con estallamiento de vísceras.

tú lo miras, artemisa.

no paras de mirarlo.

lo miras con insistencia.

como que piensas que tus pensamientos son poderosos, como que piensas que tienes poderes igual que chelo, tu madre, porque cuando pensaste «ójalas y te mueras», el frente·de·olla se desplomó todito entero.

¿y si sí?

¿y si en realidad si tienes poderes como chelo?

¿y si eres capaz de adivinar el futuro…, digamos?

o mejor, ¿y si es cierto que si deseas algo con absoluta vehemencia el hecho se consuma, sucede?

¿y si lo intentas ahora mismo con el mazacuate?

la idea te hace cada vez más sentido, artemisa. claro que piensas que es posible. claro que lo vas a intentar, lo estás intentando ya, de hecho. te concentras, sacas el odio del sitio de donde se escode el odio. el rencor, la flema y piensas con furia «que se muera este pendejo…, por favor que se muera».

y el milagro sucede.

pero sucede al revés.

es decir que en vez de matar al siguiente resucitas al primero.

sí, artemisa, porque aquel que creías bien muerto ahora como que parpadea. como que le tiemblan los dedos, como que le baila la bola de los ojos debajo de sus párpados cerrados.

¡ay nanita! que pinche horrible se ve este wey con su flequillo de ecatepec y su camisa sin mangas de los sex pistols y sus pantalones repegados y su frentota y sus bolas de sus ojos bailando debajo de sus párpados.

–yo les voy a decir cómo le vamos a hacer, culeros –escuchas al beltrán tratando de poner orden allá, en el mundo de arriba. y como que ahora sí algo atienden, como que ya se dieron cuenta de que mejor salir todos ilesos.

–primero nadie disparé… ¿de acuerdo?

–ta bien –dice el chofer cuyo nombre es marco antonio.

–va –dice el mazacuate.

–muy bien. ahora tú, chofer, le vas a abrir la puerta de atrás a este pendejo. y tú, chimuelo, despacito y sin panchos te vas a bajar y te vas a ir derechito a la lo más pando de la verga…,

–¿y ellos dos? –pregunta el mazacuate señalando con la barbilla primero a la cacharpo y luego al frente·de·olla.

–estos aquí nos los vas a dejar, chimuelín. son nuestros vales·de·despensa.

–no te atrevas, mazacuate –escuchas ahora a la cacharpo. te juro que si te bajas de este pinche pesero de cagada te busco hasta encontrarte y luego te cuelgo de los güevos y luego te saco los ojos con una cuchara y luego te despellejo como hicieron con el pendejo ladrón que se metió a robar al barrio.

y tú, artemisa, desde debajo de los asientos aguantas las lágrimas y las ganas de mearte porque te estás dando cuenta de que el pendejo del frente·de·olla quiere despertar,

ya está parpadeando,

ya está respirando de a poco y ya te está embutiendo todo el miedo del mundo por los ojos.

el mazacuate lo piensa. no le teme a la cacharpo pero al final de cuentas es la madre de su hijas…, o al menos eso cree; o al menos de las dos últimas.

–nel –dice por fin. nomás les dejo a mi sobrino, pero la cacharpo se viene conmigo.

–así que es tu sobrino –es el chofer quien va sacando las cuentas–: pues ¡qué bonita familia, carajo!..., ¿pero qué crees, culero? que esta perra no sale viva de mi pesero. lo juro –y estira el brazo y apaña a la cacharpo del pescuezo y le pone la pistola en la sien.

otra vez la gente grita y los nervios se ponen de punta y las armas encañonan a unos y a otras y las voces se levantan como polvareda y el nido de serpientes que es la gente se aprieta aquí, debajo de los asientos.

y es ahora con el alboroto de arriba, cuando allá, en el mundo que se ha formado debajo de los asientos,

el frente·de·olla abre los ojos.

∞∞∞

no se levanta ni se mueve ni nada el frente·de·olla, nomás abre los ojos y se encuentra con tus ojos, artemisa, porque lo miras, no has dejado de mirarlo desde que comenzó tu vida debajo de los asientos.

cortas cartucho, marco antonio.

y eso es una mala señal porque el siguiente gesto es nomás jalar el gatillo. se te va a salir un tiro, chofer. andas todavía pedo y tus reflejos no coordinan bien. pendejo que tú eres, marco antonio. ¡malditas once tecates que te pusieron valiente, carajo!

mejor te hubieras dado unos pulques de los chillones y ahorita estarías como antier, tirado en el piso a la de chille y chille. por aquella que se fue, marco antonio. por esa ingrata que te dejó en los brazos de la cacharpo que te consoló metiéndote las chiches a boca, luego tumbándote boca arriba ahí mero en el asiento de hasta atrás del micro y luego se te echó encima a horcajadas y te desaguó completo dejándote seca la cisterna.

mejor hubieras chupado de la chistosa, marco antonio, y ahora estarías contando cuentos colorados rodeado de aplausos y carcajadas de tus amigotes, los otros choferes de la ruta.

mejor hubieras tragado de la chismosa, al menos, chofer, y ahorita estarías tirando choros de globos aerostáticos o de conflictos internacionales o de lenguas muertas o de historia de méxico rodeado de boquiabiertos y hartos, hartos fans.

pero viniste a empedarte con once tecates que traían su ser lleno de valor, de valentía. y hete aquí, pedazo de pendejo, convertido en pedro infante y dispuesto como soldado, a dar la vida por algo que ni siquiera alcanzas a entender.

en realidad lo que pretendes, lo que más deseas en este momento es pegarle un tiro a la cacharpo. de hecho se lo vas a pegar. tu vida va a cambiar radicalmente en un segundo, chofer. ahora que jales el gatillo y la cacharpo caiga a tus pies con un agujero en el cuerpo, tu vida será inmediatamente otra.

dejarás de ser quien eres y te convertirás en otro wey.

por muchas razones, marco antonio.

la primera porque desde ese momento serás desde ahora y para siempre un asesino.

la segunda, porque los asesinos huyen o caen a prisión o son asesinados. una de tres.

ahora que, si la suerte está de tu lado, quizá después de tu disparo dispare también el mazacuate y también el beltrán; y tengas la fortuna de que una de esas balas cruce de un extremo a otro del pesero y vaya a incrustarse justo en tu frente; y te parta el cráneo en pedazos, y salpiques el tablero de instrumentos de tu micro con sesos y líquidos y sangre; e instantáneamente te apagues; te pongas en off; y dejes caer lo que te queda de cabeza sobre el volante de tu micro todo tuneado con pegatinas de viejas encueradas y virgencitas y posters del américa, donde tantas y tantas veces escuchaste pura música de banda y puro reguetón.

–¡escúchame, marco antonio! –grita el beltrán por encima de los otros gritos–: tenemos a este pendejete ahí abajo tirado y todo dado a la verga. con ese es más que suficiente. lo entregamos a la policía y listo, san·se·acabó.

–¡que policía ni que la chingada, pendejo! –grita desencajado el chofer. parece que no sabes dónde vives. esto es ecatepec, mi poli. aquí las cosas se arreglan a tiros o no se arreglan.

y el beltrán lo piensa porque sabe que es verdad. se acuerda del linchamiento y propone:

–tienes razón, la neta. entonces que nos lo deje y le damos un escarmiento chido, machín, un escarmiento de a deveras, para dejarle bien clarito a los ratas que en ecatepec no se atracan peseros así como así.

el mazacuate se está dando cuenta de que la negociación terminará en su pellejo y ya. así que de a poco, casi imperceptiblemente ya dio dos pasitos hacia la puerta trasera del micro. le viene el recuerdo de sus años en prisión, de sus pleitos, de las tasajeadas que le hicieron nomás por levantar la cabeza cuando venía el jefe, por no ceder su plato de frijoles al patrón. le vienen a la cabeza el testigo y las testigas aquellas que se quiso coger en su pinche pocilga y el libro de esdras y el retorno de sión después del cautiverio.

–se las dejo, no hay fijón –dice el puto con toda la mala voluntad del mundo, porque en realidad el mazacuate nunca ha tenido otra voluntad, solo la mala–: ora nomás ábreme la puerta, broder.

–ni se te ocurra –dice la cacharpo con una amenaza de hiena, ancestral. así amenaza siempre la cacharpo, como si invocara a los poderes del mal y los acarreara hasta sus palabras: «ni se te ocurra», dice nada más y con eso basta. aquel que recibe estas palabras en el rostro sabe que la cacharpo es capaz de sorrajarle un putazo al chofer y luego irse sobre el mazacuate con el rencor en las uñas y la ira en los dientes. entonces habría que matarla porque solo un disparo la detendría,

la detendrá.

–ni se te ocurra –repite y no sabemos a quién amenaza, en el rostro de quien rebotan las palabras. no sabemos si es al chofer para que no abra la puerta; o al mazacuate para que no huya; o a los dos para que no se muevan; o a los tres porque el plan del beltrán le cayó como patada en los ovarios.

nadie se mueve.

la voz de la cacharpo plantó otra vez el silencio.

la voz de la cacharpo tensó todos los músculos de la realidad y helos aquí otra vez como al principio: todos contra todos.

solo, en mitad de ese silencio y en mitad de ese pasillo de microbús, se alcanza a escuchar desde tus audífonos de diadema tirados en mitad del pasillo la voz del joan sebastian que insiste con su

eres secreto de amor

se-cre-to

porque tú, artemisa, la traías en repet.

∞∞∞

debajo de esta realidad hay otra que consiste nomás en gentes hechas nudos y sollozando. desde aquí abajo escuchas la rola –tu rola–, artemisa, y se te viene a la mente la andrea –tu andrea– y sus besos y sus orgasmos y la manera en que se monta en ti para hacer más preciso el roce.

por un momento has dejado de pensar en los siete mil pesos que traes escondidos en los calzones. hay cosas más importantes como el llanto de esa señora que no para, o los quejidos de ese otro que ya se está entumiendo. a nadie se la ha ocurrido, aquí abajo, hacer algo más. darle un madrazo por la espalda al mazacuate; o echársele encima con uñas y dientes; o intentar bajar del pesero que ya lleva sus tres o cuatro minutos orillado en la subida hacia cerro gordo y que en una situación así nos han parecido tres o cuatro horas. pero en la oscuridad de la noche no se nota lo que pasa dentro. la gente, los coches, los autobuses y los otros peseros solo ven a un microbús orillado y punto.

nada extraño.

a lo mucho, logran ver el parabrisas polarizado. no ven, sin embargo, la parte de dentro del pesero.

un poema: todo tuneado, alfombrado en el techo y con peluche en el tablero de instrumentos, hartas pegatinas de futbol y muchachas encueradas en los vidrios laterales y sus foquitos azules mareando al pasaje. el parabrisas está polarizado hasta dejar nomas una rendija por donde el chofer mete la mirada para ver las calles. y arriba del retrovisor, en los anaqueles donde está instalado el estéreo luminoso y parpadeante, por fuera del parabrisas, un letrero enorme y brilloso en letras garigoleadas en papel reflejante donde se lee: *dios conmigo.*

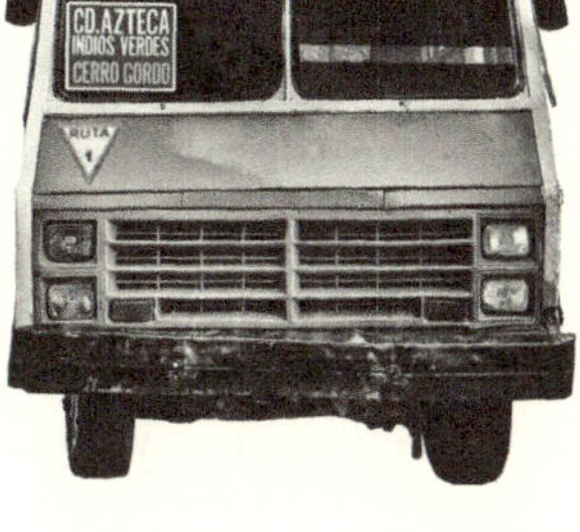

y ese letrero te lleva a pensar una vez más en chelo, tu madre. «mira nomás, mija», te dijo un ciento de veces, «nada tengo en su lugar, todo echo bolas, todo desacomodado: el azúcar, la presión arterial, la tiroides, lo triglicéridos, el ácido úrico. todo hecho bolas…, ¿por qué dios me castiga si no he hecho otra cosa más que ser una buena madre, una buena esposa y una buena mujer?».

y aquí, ahora, tirada pecho tierra en el piso de un hediondo pesero, esas palabras te faltan, artemisa. echas de menos esas pinches e interminables quejas.

y es aquí, también, en esta otra realidad que está por debajo de aquella de la superficie, donde el frente·de·olla acusa ya sus temblores. aprietas los dientes, artemisa, porque no puedes más con tanta rabia y tanto miedo, a partes iguales. a ras de suelo miras al frente·de·olla tendido en el suelo al lado del charquito de baba y sangre que dejó por sus ataques. nada está pasando ahora allá arriba, por un momento se hace un silencio filosísimo.

quieres vivir, artemisa. pero ahora el frente·de·olla ya abrió sus ojotes y te pide con su mirada de perro atropellado que no digas nada. que por favor no lo delates. no sabes lo que él está pensando pero está pensando en su hija que no conoce y que va a nacer. está pensando en salir de aquí pero no sabe ni cómo. y tú piensas que lo que quiere es chingar la madre, asesinar a todos. tú piensas que la raza con flequillo de ecatepec y pantalón repegado y camiseta sin mangas con los sex pistols no puede ser gente buena. ¡ay de ti y tus prejuicios, artemisa! tú piensas que nomás en la condesa está la gente consciente, esas personas que se pasean al lado de otras personas bien bonitas y recién bañadas y se besas entre ellas o entre ellos y nadie juzga nada. y ahí quieres estar, artemisa, no aquí delante de este frentudo con su flequillo de ecatepec que ¡ay que asquito me está dando! y miedo, sobre todo miedo. pero él te mira desde otro lugar, él te mira como diciendo «no me delates por favor, güerita. te juro que te lo agradeceré toda la vida. yo sé lo que le pasa a los culeros que apañan por andar de culeros. yo vi un linchamiento en mi barrio y está de la verga, güerita. lo despellejaron, lo tehuacanearon, lo quemaron con cigarros y lo rociaron de gasolina y a punto estuvieron de echarle lumbre.

no me delates porque si lo haces voy a acabar atado a un árbol en un parque con un letrero en una cartulina que dirá:

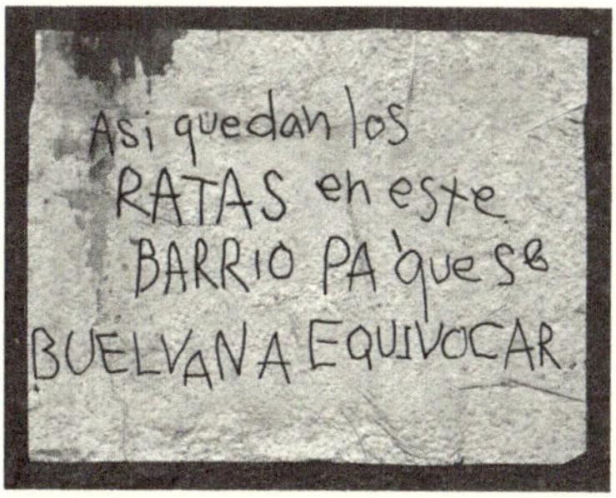

y no voy a conocer a mija, güerita. no me delates y te juro que algo se me va a ocurrir para salir de aquí vivo y jamás, pero jamás-jamás volveré a meterme en pendejadas de atracos y estas madres».

y tú, artemisa, no le crees, porque no lo escuchas y no sabes interpretar su mirada de miedo. al contrario, piensas que está a punto de hacerte daño cuando mueve la mano para llevarse el dedo índice a los labios pidiéndote silencio. pero tú no comprendes el gesto y lo que haces es ponerte de pie de un chingadazo y pegar de gritos:

—¡está vivo! ¡este culero está vivo!

pero tu grito no se completa porque antes de que termines de gritar escuchas el tronadero de armas a diestra y siniestra.

las descargas de las pistolas.

los disparos.

los putazos.

los balazos.

los plomazos.

aquí y allá.

arriba y abajo porque las tres armas que andaban por ahí listas para disparar

han disparado.

diez:

dios conmigo

el mazacuate entra al microbús con los ojos enardecidos y el arma en las manos. «¡se los acaba de llevar la verga, culeros!», pega de gritos y manotea a unos y a otras para que se arreculen al fondo del microbús que mero está pujando en la subida del cerro gordo. inmediatamente detrás sube el frente·de·olla con los ojos espantados y el pulso traicionándolo. avienta pequeños grumos de saliva en cada mentada de madre el mazacuate y da órdenes de que unos se queden aquí y otros se hagan para allá mientras el muy serenamente les va a pasar báscula y «¡ay del pobre culerín que se quiera pasar de verga y esconda el varo o los anillos o los relojes!». el frente·de·olla permanece vigilando al frente del microbús. tiembla el puto, nunca en su pinche vida había amagado al personal con un arma como en las últimas semanas.

la cacharpo ya se ha arrinconado junto al volante y le hace señas al chofer para que no la haga de pedo. que mejor no intente esconder el puño de billetes que trae debajo de la alfombra que cubre el tablero de instrumentos del microbús.

pero el chofer es del barrio y como que no le late la idea de dejar ir su varo así como así, sin tan siquiera echar un par de maldiciones a cada uno de los pendejos que muy vergas ya andan taloneando al pasaje.

pero la cacharpo insiste, le dice con señas más vehementes que se deje de pendejadas porque a leguas se ve que este par de cabrones no son de fiar.

a leguas se ve que son malandros de mala sangre.

a leguas se ve que no les duele nada de lo que a las personas les duele.

a leguas se ve que son capaces de meterle un tiro a cualquier cabrón y tan panchos se irían a su casa dormir como si no debieran nada.

pero el chofer tiene sus dudas. nomás son dos cabrones y uno de ellos ya está bien ruco y sin dientes para acabarla de chingar y el otro es un chavito, «nomás míralo, cacharpo, hasta se ve como tiembla», parece que le dice el chofer a la cacharpo porque como que le están entrando ganas de agarrarse a putazos con uno de ellos y luego ya el pasaje que se haga cargo del otro. «yo me encargo del chavito, cacharpo. algo tendrás que hacer tú y el pasaje con el ruco», ya le dijo el chofer a la cacharpo. se lo dijo en susurros, se le fue repegando y le acercó la trompa a la oreja y le soltó lo dicho. «aquí traigo un bat debajo del asiento…, es cosa nomás de medio metro para que lo amachine y ya teniéndolo en las manos le sorrajo un putazo al chavito no para desmayarlo, cacharpo, sino para matarlo de una buena vez. y entonces sí tendrán que apurarle porque en cuanto el ruco se dé cuenta van a tener que caerle todos en bola, como pirañas, y arrancarle la pistola a mordidas antes de que sus putos dedos flacos aprieten el gatillo».

«mejor espérate, chofer», parece que le dice con la mirada la cacharpo, «¿no ves que con nosotros no es el pedo? van a bascular al personal y luego se va a abrir a la verga y nosotros tan campantes. no seas imbécil y nos vayan a matar nomás por tus pendejadas».

y el chofer sigue con la duda porque el bat ya está al alcance de su mano, ya lo tocó con la punta de los dedos cuando el frente·de·olla comienza a respirar con dificultad y aprieta los labios al sentir como la lengua no le obedece al momento de decir palabra. sacude la cabeza el frente·de·olla porque siente que la realidad se le desploma. sujeta el arma con desesperación y amenaza a uno y a otra.

se gira hacia el chofer que aleja la mano del bat y levanta los brazos en actitud de rendirse.

pero el frente·de·olla presiente sus negras intenciones y decide disparar.

va a disparar.

si no fuera porque el dedo índice no le responde ya hubiera apretado el gatillo ¡y que se lleve la verga a quien se tenga que llevar la verga, pedazos de mierda!

vuelve la cabeza en busca del mazacuate y como que le quiere gritar: «¡mazacuate!», decirle; o, «¡ayúdame, testículo!»; o «¡auxilio, israel! ¡tío!», gritarle pero solo gime, o muge, o gruñe, o grazna, o dice algo ininteligible porque la boca ya se le está yendo de lado.

justo entonces el mazacuate está basculeando a artemisa que aprieta los dientes para no sentir los dedos sucios de este cabrón agarrándome las nalgas, como si ahí hubiera algo que buscar. se aguanta el asco la artemisa porque no quiere delatarse, mostrar que debajo de los calzones lleva siete mil pesos en un rollito de billetes que le entregaron ayer en la tanda de la fábrica y que piensa usar para desayunar en la condesa y comprarse un boiler y meterse a un hotel con la andrea. levanta la mirada artemisa porque está harta de tanta mierda y de que nadie acepte su lesbiandad y se encuentra con los ojos del frente·de·olla que la mira desde un sitio diferente a la vida.

«chingas a tu putísma madre, pendejo», le dice artemisa con la mirada al frente·de·olla: «ójalas y te mueras», e instantáneamente el frente·de·olla se balancea, se pandea, trastabillea justo cuando el beltrán se pone de pie y desenfunda su 9-milímetros y pega un grito bien horrible y culero y desgarrador pero que no dice nada; algo así como un lamento o un alarido que nomás se le entiende la última palabra que dice: «¡veeeeeeeerrrrggga!»

el frente·de·olla siente una rabia inmensa porque a él ningún flaco pendejo se le pone al brinco y ninguna escuincla nalgas·meadas lo regaña con la mirada; pero hoy le cayó el chahuistle y aquí le traigo su insuficiencia respiratoria, carnal, y sus boqueadas de mojarra fuera el agua, y su baba espumeando por el hocico, y su mirada desorbitada. pasa por su cabeza la mariana e intenta decirle «china», pero nomás no le sale palabra. pasa también por su cabeza su hija que aún no conoce pero que no se quiere morir sin conocer, recogerla en sus brazos, enseñarle todo lo que hay que enseñarle a alguien que nada sabe, decirle que el mar es más bonito en la tele que en veracruz y que a las plantas hay que hablarles para que crezcan bonitas.

alcanza a medio ver el frente·de·olla a la cacharpo y como que va hacia ella; como que le quiere decir que algo se torció en el plan porque no contaban con este ataque de algo,;

este cardiacazo,

este colapso pulmonar,

ese infarto,

este "algo" horrible que le está sucediendo ahora mismo ahí dentro, entre pecho y espalda.

una cosa mala, seguro, una bola que crece y entume los órganos y nubla la vista y te hace babear, frente·de·olla, como perro·de·rabia solo que en lugar de la rabia está la angustia: perro·de·angustia. «ayúdame, carnala. hazme el paro», le dice el frente·de·olla a la cacharpo pero no le salen las palabras y más babea y más transpira y pela más ojos. luego, despacito pero incesante, esta realidad se va fundiendo a negro y el pobre vato trompica y estira la mano temblorosa buscando la mano de la cacharpo que se está acercando a él toda sacada de onda y puede ver cómo el frente·de·olla suelta el arma que cae a los pies del chofer que ni tardo ni perezoso le pone una bota encima como diciendo: «véngache con su rey».

ya no alcanza a ver el frente·de·olla como el chofer recoge el arma y luego-luego amenaza al mazacuate que a su vez amenaza al beltrán que ya desenfundó su 9-milímetros pese a que no sabe ni siquiera como disparar. pero no hay pedo beltrán que nadie en este pesero sabe que no sabes.

apenas alcanza a pensar el frente·de·olla: «¡ya valió verga!» antes de echar un borbotón de sangre por la boca y

desplomarse como costal de elotes;

a mitad del pasillo del microbús

sobre los audífonos de diadema de artemisa que están ahí tirados;

y por fin joan sebastian se calla la bocota.

∞∞∞

debajo de esta realidad donde todos contra todos hay otra realidad donde tú, artemisa, miras al frente·de·olla tendido en el suelo al lado del charquito de baba y sangre que dejó por sus ataques. nada está pasando ahora allá arriba, por un momento se hace un silencio filosísimo, desde donde lo único que podemos escuchar es a joan sebastian cantado *secreto de amor* desde tus audífonos de diadema tirados en el piso del pesero porque dejaste la rola en repet.

y arriba de esta realidad todo el mundo a punto de cocerse a balazos:

el chofer apuntando su arma ora a la cacharpo ora al mazacuate;

el mazacuate apuntando su arma ora a beltrán, ora al chofer, ora a la cacharpo;

beltrán apuntando su arma ora al mazacuate ora a la cacharpo.

debajo de esta realidad tú, artemisa, y tus ganas de vivir. pero ahora el frente·de·olla ya abrió sus ojotes y te pide con su mirada de perro atropellado que no digas nada. que por favor no lo delates. no sabes lo que él está pensando pero está pensando en su hija que no conoce y que va a nacer. está pensando en salir de aquí pero no sabe ni cómo. y tú piensas que lo que quiere es chingar la madre, asesinar a todos. tú piensas que la raza con flequillo de ecatepec y pantalón repegado y camiseta sin mangas con los sex pistols no puede ser gente buena. ¡ay de ti y tus prejuicios, artemisa! tú piensas que nomás en la condesa está la gente consciente, esas personas que se pasean al lado de otras personas bien bonitas y recién bañadas y se besas entre ellas o entre ellos y nadie juzga nada. y ahí quieres estar, artemisa, no aquí delante de este frentudo con su flequillo de ecatepec que ¡ay que asquito me está dando! y miedo, sobre todo miedo.

y arriba de esta realidad el beltrán suda y sonríe. quién sabe qué malignos pensamientos están cruzando por su cabeza porque se ve dispuesto, como con ganas de morirse, como con ganas de ser atravesado por las balas. el chofer anda igual, envalentonado por las once tecates que se empinó con la cacharpo y dispuesto a dejarse la vida sobre el tablero de instrumentos de su pesero todo tuneado con foquitos y pegatinas del américa y viejas encueradas y su letrerote en el parabrisas donde se puede leer: *dios conmigo.*

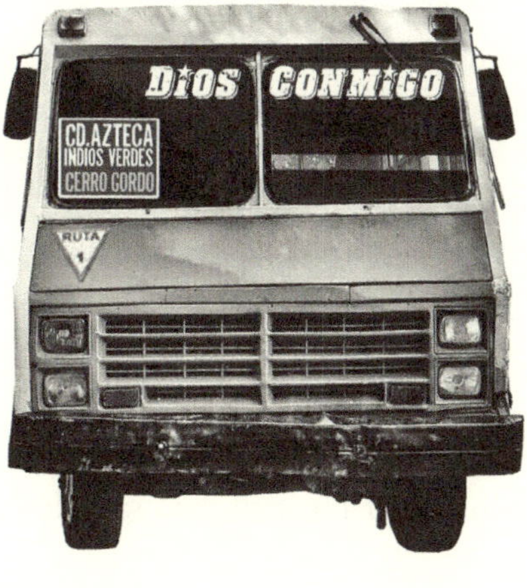

pero debajo de esta realidad el frente·de·olla te mira desde otro lugar, artemisa. te mira como diciendo «no me delates por favor, güerita. te juro que te lo agradeceré toda la vida. yo sé lo que le pasa a los culeros que apañan por andar de culeros. yo vi un linchamiento en mi barrio y está de la verga, güerita. lo despellejaron, lo tehuacanearon, lo quemaron con cigarros y lo rociaron de gasolina y a punto estuvieron de echarle lumbre.

no me delates porque si lo haces voy a acabar atado a un árbol en un parque con un letrero en una cartulina que dirá:

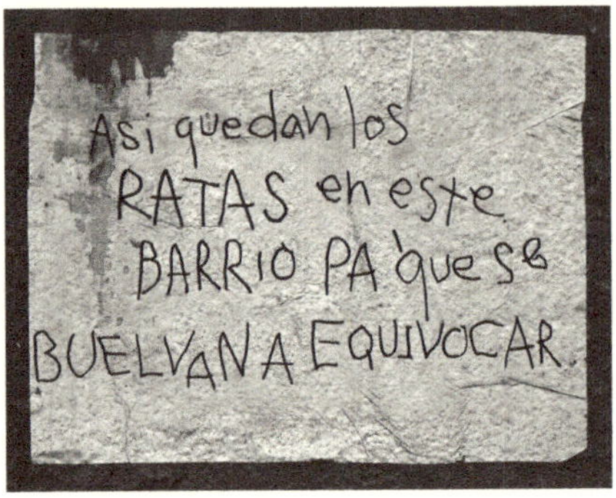

y arriba de esta realidad el beltrán siente los golpes de la sangre en las venas. y piensa en la morena del oxxo y quiere ser un héroe. por una puta vez en la vida ser un héroe. y el chofer no se anda con chiquitas y nomás está decidiendo a quien le va a disparar primero. si a la cacharpo por traicionera, o al mazacuate por culero, o al frente·de·olla por maricón.

pero debajo de esta realidad el frente·de·olla suplicándote con los ojos, artemisa: «quiero conocer a mija, güerita. no me delates y te juro que algo se me va a ocurrir para salir de aquí vivo y jamás, pero jamás-jamás volver a meterme en pendejadas de atracos y estas madres». y tú no le crees, porque no lo escuchas y no sabes interpretar su mirada de miedo, su mirada de súplica, su mirada de piedad, su mirada de misericordia. tú al contrario, artemisa, piensas que está a punto de hacerte daño cuando mueve la mano para llevarse el dedo índice a los labios pidiéndote silencio. tú, al contrario, artemisa, no comprendes el gesto y lo que haces es ponerte de pie de un chingadazo y pegar de gritos:

–¡está vivo! ¡este wey está vivo!

pero tu grito no se completa porque antes de que termines de gritar escuchas el tronadero de armas a diestra y siniestra.

las descargas de las pistolas.

los disparos.

los putazos.

los balazos.

los plomazos.

aquí y allá.

arriba y abajo porque las tres armas que andaban por ahí listas para disparar

han disparado.

∞∞∞

fue el chofer el primero en abrir fuego.

jaló el gatillo porque el grito que pegó artemisa lo sacó de quicio.

su arma es una beretta-22 semiautomática así que le bastó

soltar el primero para inmediatamente soltar el segundo y luego el tercero y luego el cuarto y así hasta que se le acabaron las balas.

pero él, en trance, siguió accionando el gatillo una y otra y otra vez hasta que todo se fue quedando en silencio y nomás fue quedando el *clic*, *clic*, *clic* del gatillo percutiendo sin hacer fuego y se fueron derrumbando los que habían sido atravesados por las balas.

ocho balas llevaba el arma y ocho disparó.

sintió calor, el chofer.

sangre caliente en el cuerpo.

salpicaduras, chisguetes de sangre en el rostro.

cuando se percató de que era inútil ya seguir jalando el gatillo, bajó el arma al mismo tiempo en que la cacharpo se iba resbalando de sus brazos con varios agujeros en el cuerpo.

∞∞∞

a la cacharpo unos disparos le entraron de pecho a espalda

y otros de espalda a pecho.

uno de ellos le entró al lado del ombligo, siete centímetros arriba a la derecha, para ser exactos. le perforó el estómago, el duodeno y el hígado. ese habría sido suficiente para matarla. ya no hubieran sido necesarios los otros tres.

el otro lo recibió en la parte baja de la espalda. le perforó el riñón izquierdo y le partió el bazo.

el tercero igual fue de atrás hacia delante: al ir doblándose recibió el disparo en el omóplato izquierdo, le atravesó el hueso, el pulmón y destrozó toda la parte superior del corazón.

el último disparo del que hablaremos fue el primero que recibió. aún estaba de pie cuando la bala entró a la altura de su hombro derecho, tronchó su clavícula y siguió su ruta hacia el parabrisas del pesero todo tuneado y lleno de pegatinas del américa y de viejas encueradas.

el disparo atravesó el cuerpo de la cacharpo y perforó el cristal polarizado del microbús dejando un agujero justo en medio de las palabras *dios* y *conmigo*.

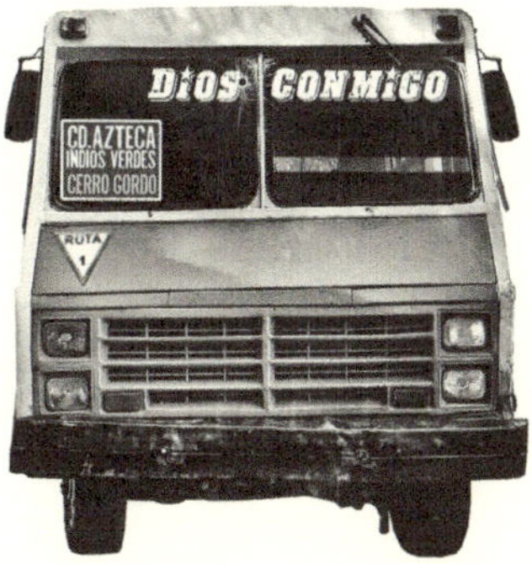

∞∞∞

el mazacuate disparó igual.

antes incluso de que artemisa terminara de pegar de gritos el vato ya estaba accionando su 38-escuadra especial. soltó cinco disparos. dos en dirección al chofer y la cacharpo, otros dos hacia el beltrán y uno más hacia el frente·de·olla.

los primeros dos hicieron blanco.

los otros tres también.

tuvo buena suerte el mazacuate: mató a quien quería.

tuvo mala suerte el mazacuate también: fue matado por quien quería.

recibió un disparo en el cuello que le desbarató la tráquea y comenzó a soltar borbotones de sangre por el pescuezo. pero siguió disparando el hijo de puta. es lo que tiene ser un perro de sangre madura:

pura moronga pura;

es lo que da la prisión, la mala vida; es lo que lo que enseña la vida en los solventes; es lo que se aprende en las alcantarillas. no dejó de hacerlo incluso herido y chisporroteando sangre por el pescuezo. sus disparos alcanzaron a dos personas más, ¡carajo!

una de sus balas atravesó un brazo y se impactó contra la pata de un asiento.

la otra perforó una boca del estómago, atravesó todo el cuerpo hasta salir por la espalda destrozando el cristal de la ventana del microbús.

pero hubo otra bala que alcanzó al mazacuate. le entró mero por el esternón, le trozó la columna vertebral y hasta ahí llegó el testigo arrepentido.

se fue de espaldas porque el calibre del plomazo fue un calibre grueso:

9-milímetros.

el mazacuate tambalea dando pasos hacia atrás. consciente aún. echando sangre por el pescuezo y pestes por la trompa, como el marrano que es:

puerco abierto en canal:

desangrándose.

«¡a la verga, culeros!», dice y sigue dando pasos tambaleantes hacia atrás rumbo a las escaleras del microbús. no sabemos cómo es que camina porque tiene la columna vertebral rota, el pescuezo agujereado y aún así quiere escapar, el mazacuate. desangrándose y con el pecho abierto quiere largarse de ese pinche pesero y no volver nunca. le duele ver a la cacharpo toda desvanecida, aventada como cáscara de plátano a los pies del chofer que ya ni balas tiene el puto pero sigue accionando su arma. clarito escucha el *clic, clic, clic* del gatillo percutiendo sin hacer fuego.

siente que tiene fuerzas aún el mazacuate como para irse a la verga y no volver nunca ni a esa avenida, ni a este barrio, ni a esta ciudad. dejar ecatepec por los siglos de los siglos amén. no sabe si quiere volver al tíner y a las agujas y al tonaya; o si prefiere volver con los testigos de jehová y redimirse. y pedir perdón, hincarse, reivindicarse, ser otro wey. otro hombre, otra persona, otra gente. y no este que ahora sí ya se le puede poner el título de asesino porque las balas de su 38-escuadra especial han impactado tres cuerpos y han dado como saldo dos muertos.

ser otro hombre, otra persona, otro cristiano, otro ser humano menos hijo·de·la·gran·puta, menos mal·parido·de·mierda, menos mala·sangre. ser otro hombre y no este culero que, por si fuera poco, está herido de muerte.

más aún, se está desangrando.

más todavía, está a punto de morir.

es cosa de segundos nada más, para que el mazacuate alcance

el primer escalón del pesero y desde ahí se vaya de nalgas hacia la cuneta de la avenida donde está orillado el pesero.

y caerá el mazacuate todo cuajado de plomo, doblado, bocabajo.

y poco a poco, conforme el cielo de esta ciudad se vaya poniendo clarito, ira iluminando el charco de sangre que poco a poco, también, ira creciendo debajo de esta bestia muerta. algo a lo lejos aullará –seguro–, pero no será un coyote, sino la sirena de una ambulancia que vendrá a recoger el tiradero de desperdicios en que se habrán convertido los restos de estas gentes que una vez intentaron ser personas.

además en ecatepec no hay coyotes; porque si lo hubiera, antes de amanecer ya estarían olisqueando el cuerpo inerte del mazacuate y desbrozándolo a mordidas, desgarrando sus carnes, alimentándose de sus vísceras.

porque el mazacuate es un animal venenoso y de eso se alimentan las bestias.

pero no, en ecatepec no hay coyotes y ciudad azteca es una ciudad, parezca lo que parezca.

∞∞∞

tú artemisa, permaneces muda, atónita.

las detonaciones de un lado y otro te han paralizado. lo único que alcanzaste a hacer fue tirarte al piso y taparte las orejas con las manos y hundir la cabeza en el pecho.

ahí hecha bolita estás ahora.

toda tullida y salpicada de sangre.

algo te duele, artemisa, y no sabes si estás herida o si no lo estás.

vuelves en ti toda nerviosa, rota de los nervios y te tocas toda, todo el cuerpo te lo palpas para ver, para sentir un agujero. un hoyo por donde se te está saliendo la sangre. no encuentras nada. no sabes si te duele o no te duele.

lo único que sientes es sangre.

sangre en el rostro, en el cuello, en la blusa, en los brazos, en el pantalón, en el rollito de billetes de a quinientos que llevas escondido en los calzones.

piensas por un momento que a la mejor es ese pinche rollito el culpable de todo, artemisa. eres buena para culparte, eres buena para castigarte de verás.

vas estructurando una idea que te deja delante de la culpa limpiecita y señalándote nomás a ti: piensas que si no llevaras ese rollito de billetes escondido en los calzones, a la mejor no hubieras puesto resistencia; y quizás no le hubieras deseado la muerte al pendejo del frente·de·olla; y el wey no hubiera desvanecido delante de tu mirada cruel; y por lo tanto el beltrán no hubiese respingado con su pistolota ni el chofer hubieran recogido el arma del caído y no hubieran estado todos contra todos empistolados y amenazantes; y no hubiera habido ninguna realidad debajo de esta realidad desde donde el frente·de·olla no hubiera vuelto en sí y tú, artemisa, no hubieras tenido que delatarlo –más por miedo que por delación todo hay que decirlo. y como no hubiera habido delación no se hubieran soltado los balazos, los plomazos, los garbanzazos, lo chingadazos que han matado a quien han matado. y tú, artemisa martínez, ya sabes a quien porque desde tu reino de debajo de los asientos viste como se iba escurriendo el obeso cuerpo de la cacharpo, toda floreada de la panza, toda bañada en sangre, toda capeada, embarrada, despernancada, toda muerta la mujer.

tú tuviste la culpa, artemisa. te dice tu conciencia cochina que ha como te ha dado lata la muy jija. tú fuiste la culpable de que estas personas ahora estén muertas y por eso te tocó el castigo de morirte tú, también. pero primero velos, artemisa martínez, date cuenta de quiénes están bien muertos para que tus últimos minutos de vida sean así de terribles.

ver morir a alguien antes de morir está de la chingada.

es lo peor de lo peor.

ver morir a alguien tres minutos a antes de morir.

ver morir a alguien y saber que tú también estás a punto de morir.

te vuelves a palpar todo el cuerpo para taparte el hoyo y detener tu muerte. que no se te vaya la vida por los hoyos, artemisa. taponearte el reguero de sangre y quédate un rato más en esta porquería de vida, aunque sea aquí en ecatepec, aunque sea aquí en ciudad azteca.

pero no hay agujero, artemisa.

no lo hay porque ninguna bala te atravesó el pellejo. el problema es que eso no lo sabes tú…, ni lo sabrás ahora, sino hasta mañana que vuelvas en ti ya en el hospital, en la clínica·22 del seguro social para ser exactos. ahí te van a llevar los paramédicos después de buscarte heridas de bala y no encontrarte. nomás te pondrán una mascarilla de oxígeno, te aventarán a una camilla, te subirán a la ambulancia y te llevarán en calidad de "desmayada" al hospital.

pero todo lo malo tiene pegado algo bueno: lo bueno de lo malo.

y en este caso lo bueno de lo malo es que en la clínica·22 del seguro social te atenderán de urgencia junto a tres personas con ataques de ansiedad. al frente·de·olla no porque el muy méndigo intentará escapar de la clínica; y a ti, como nomás ibas desmayada, como tus signos vitales estaban estables, nomás te van a arrinconar en una camilla a mitad de un pasillo. ni quien te pele ahí artemisa.

sino hasta tres, cuatro, seis horas después cuando abras los ojos y veas el techo con dos lámparas fundidas y te llegué el olor a hospital y comiences al entender el pedo en el que estás metida y te lleguen una vez más recuerdos de aquel sueño donde tienes un hijo que acaba de tener un accidente automovilístico por andar de briago y luego, poco a poco, vayas recuperando la conciencia hasta que vuelvas en ti y entonces entiendas a cabalidad que te salvaste de milagro e intentes llamar a una enfermera y a otra pero pasarán de largo sin decirte nada, como si no estuvieras ahí.

una enfermera, sin embargo, sin detenerse te dirá al paso que tu madre está en la sala de espera y que debes hacer tu declaración con el ministerio público antes de irte porque hubo muertos.

–¿quiénes?... ¿cuántos? –preguntarás tú toda consternación.

pero ella se perderá en el pasillo alzándose en hombros.

pensarás entonces en los cafecitos de la colonia condesa, artemisa; y en la andrea y en el puente peatonal donde se cachondeaban, donde se besuqueaban, donde se besuquean aún. pensarás entonces en los novios y novias que has tenido, en el pendejo del fernando y en la lola y en la danya. pensarás entonces en chelo y en su pueblo de chiapas. mitontic, se llama el pueblo. y de mitontic a la capital hay un puño grande de horas con miles de minutos. casi un día.

y ahora mismo, aquí, tirada en esta camilla, aventada en mitad de este pasillo de la clínica·22 del seguro social, necesitarás todas las horas de ese día para poder llenar de besos a chelo pese a que su afección cardiaca no sea más que un chantaje vil. y querrás también, artemisa, desde esta pinche camilla tercermundista, volver a estar en el patio de la casa de tu abuela, dándole de comer a las gallinas.

y luego, un recuerdo atravesará tu cabeza como una mariposa. torpe el recuerdo aún te hará llevar discretamente tu mano hasta tus calzones para revisar, con la punta de tus dedos, si aún llevas ahí el rollito de billetes.

y como que se te dibujará una sonrisa, artemisa,

al comprobar que sí,

que escondido entre tus calzones laten aún tus siete mil pesos en billetes de a quinientos.

∞∞∞

debajo de esta realidad hay otra, y a ti, frente·de·olla te tocó estar aquí, por suerte. quien iba a decir que un ataque epiléptico te iba a salvar la vida.

no cabe duda que todo lo malo lleva un apéndice de bueno.

una bolita colgada de su cuero que es algo bueno:

lo bueno de lo malo.

quién iba a pensar que la epilepsia tiene sus ventajas. si no te hubieras desvanecido delante de todos; si no te hubiera llegado el ataque ahora estarías bien muerto. pero no, sigues vivito y no coleando porque el pendejo del mazacuate tiene mala sangre –lo hemos dicho varias veces ya– y cuando se soltó la balacera el grandísimo hijo de puta no solo aventó putazos contra los enemigos, –el chofer y el beltrán–, sino que quiso cargarse a todos. y en ese *todos* estaban incluidos la cacharpo y tú.

primero disparó dos veces hacia la cacharpo y el chofer; luego, ya herido, ya chisporroteando sangre, soltó otro en dirección hacia ti. el plomazo te perforó la nalga nomás. solo te agarró el pellejo, ni un pedacito de hueso siquiera.

pura nalga pura.

sangrabas esos sí, pero después de los plomazos te chispaste la camiseta sin mangas de los sex pistols y con esa te apretaste el hoyo. suertudote que tú eres. sentiste la inyección, el agujazo y luego-luego se te vinieron a la cabeza los cóleos de tu papá y tu hija que pensaste que ya no ibas a conocer pero la vida quiso que sí.

no te desmayaste, frente·de·olla, nomás te hiciste el muertito para que el mazacuate no siguiera disparando. cuando pasaron los balazos te pusiste de pie todo tembleque, todo tullido.

eras puro aturdimiento, frente·de·olla.

al levantarte te topaste con la mirada del chofer que ya se había recargado en su asiento y no sabía ni qué hacer. se miraron los dos, atónitos, muertos de miedo y sordos por los disparos.

es la primera vez y la última que mirarás a los ojos a un asesino, frente·de·olla, porque el chofer quedó titulado ya como asesino. él no dijo nada ni tú, nomás resollaba bien horrible, como convertido en bestia pero deshecho por dentro. como si estuviera sostenido por una estructura de alambre, pero su carne, sus músculos, se le estuvieran cayendo:

una ruina a punto de derrumbarse.

artemisa estaba tirada en el suelo, desmayada. nadie se quejaba, nadie decía nada. nadando en un charco de sangre un chingo de gente. unos atacados de sus nervios. otros heridos de verdad y tres muertos.

la pinche rola de joan sebastian ya ni sonaba.

todo era silencio adentro de tu cabeza.

eras puro aturdimiento, frente·de·olla.

el agujero en la nalga supuraba sangre…, y seguirá supurando, días enteros, porque te vas a escapar de la clínica·22 para ir a entuzarte a tu cantón y no querrás ir al doctor ni al veterinario ni a ningún otro lugar a que te la curen. tendrá que ser la mariana quien tenga que ir a la farmacia del doctor simi a comprar gasas y agua oxigenada y alcohol y vendas. será ella quien te tapará el hoyo durante días y te curará las fiebres y te limpiará las supuraciones hasta que poco a poco las semanas vayan cerrando la herida; y luego, meses después, el hoyo termine siendo una cicatriz en forma de ombligo en parte superior de tu nalga, que te recordará, por el resto de tu vida, el desmadre en el que un día estuviste metido.

y esa cicatriz será tu sino, frente·de·olla. esa cicatriz será tu maleficio, porque ¿qué le dirás a tu hija cuando te pregunte qué te pasó?

saltando cuerpos caminaste hacia la parte de atrás del microbús, frente·de·olla, y antes de bajarte echaste una mirada fugaz por encima.

puro aturdimiento seguías siendo ¡carajo!

afuera la ciudad aplastando al pesero y adentro ustedes hechos bolas, unidos todos por las circunstancias. «¡malaya el destino!», pensaste frente·de·olla, y tuviste ganas de estar dentro de la mariana para olvidarte de plano y de todo. cojeando diste el primer paso hacia el escalón de las escaleras del pesero.

abajo yacía el mazacuate abatido, todo doblado y bien muerto, todavía echaste un último vistazo hacia dentro y pudiste ver –claro que pudiste ver–, el parabrisas del pesero con el agujero de una bala justo en medio de las palabras *dios* y *conmigo.*

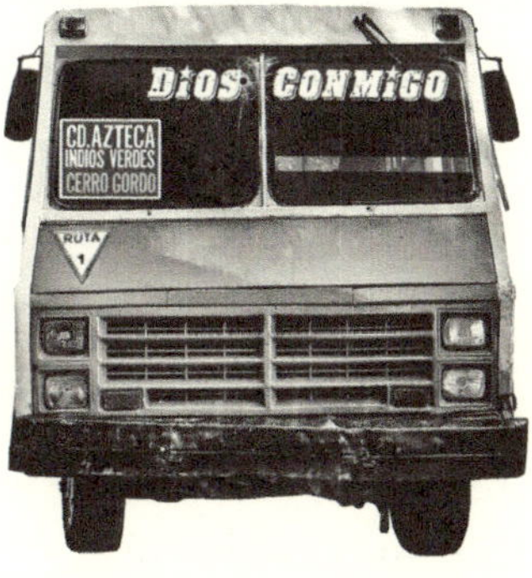

∞∞∞

¡ay tus hijas, cacharpo!

¡ay el puño de huerfanitas que acabas de dejar!

y de un solo golpe. así nomás, de un jalón: ahora tienen madre, ahora ya no.

por lo menos tres mujeres con sus respectivos nombres, cacharpo:

magdala, la mayor.

yuliana, la de en medio.

yaileth, la última.

puro nombre de la biblia que supones que los ha elegido el israel, es decir, el mismísimo mazacuate, para mayores señas el hombre que ahora mismo yace muerto al pie de este pesero porque acaba de ser balaceado; y por si fuera poco: quien te acaba de meter dos plomazos a ti.

y nunca, jamás sabremos si disparó adrede, cacharpo, porque lo hizo ya desangrándose, ya abatido, aunque de pie aún.

el mazacuate fue, ha sido, es, tu perdición, cacharpo. así de claro. ¡qué le vamos a hacer! fue él quien te enseñó a robar a mano armada pero fuiste tú quien lo metió en este desmadre. eres tú la madre de sus hijas –pese a que nunca sabremos de cuántas o quiénes– y es él quién te disparó.

–usté entre tranquilita, apúntele con la pistola pegadita al pecho a la de la caja y dele la bolsa nailon, mi cacharpo –te instruía.

–¿y qué le digo? –preguntabas tú.

–ni le diga nada, mi reina. ni falta le va a hacer.

luego te ensartó el tercer embarazo. aunque en realidad fue como el quinto o sexto, porque antes ya habías pasado por dos o tres abortos más. ¡ay, cacharpo, sola y a los meses otra vez le tuviste que caer a tu omá·amparo con otra criatura en brazos y con el cuento de siempre!: «échenme la mano, omá; y yo le voy trayendo todo lo que le haga falta». y tu madre –al fin madre–: «ni modo que te deje la criatura para que la andes jalando de pulquería en pulquería, pendeja inrresponsable».

y ahora huérfanas se quedarán, cacharpo.

aunque eso es un mero decir porque huérfanas ya estaban.

su madre es madre solo de oídas.

así que para ellas no habrá diferencia.

si acaso la diferencia será para tu omá·amparo, y esa diferencia será la paz. ya no tendrá que estar con la preocupación de esperar a que llegues sangrando, herida; ya no tendrá que estar con la preocupación de que llegues borracha, deshecha, a horcajadas, con los calzones en la mano, con otra criatura en brazos pidiendo benevolencia, auxilio, refugio, agua, sábanas limpias.

muerta la perra se acabó la rabia, cacharpo.

y atrás quedó también tu vida laboral, cacharpo. tu incursión en aquella importantísima empresa internacional: *herbalaif*.

entraste de *ópalo* pero te esmeraste en buscar socios, –no clientes–; y convenciste al mazacuate y a tu omá·amparo, y a dos comadres de la omá, y a la señora de las quesadillas de la esquina, y a un vato del gas, y casi logras ascender a amatista. pero tu idea oculta era llegar más rápido que ninguna a diamante. de hecho, solo te faltaba pasar por *jade*, *zircón*, *ágata*, *maquita*, *lapislázuli*, *ámbar*, *perla*, *topacio*, *turquesa*, *esmerada*, *zafiro* y *rubí*, para llegar a coronarte allá, en las alturas de *herbalaif*, en la mera cresta del éxito como *diamante*.

no te alcanzó la vida, cacharpo. te faltaron fuerzas y socios pudientes –no clientes–, porque había que entrarle con mil varos por cabeza para poder adquirir los productos milagrosos de la punta de lanza de la dietética y la alimentación consciente de *herbalaif* que te quitan el hambre y te limpian por dentro toda la porquería que te comes en los tacos de fuera del metro, las garnachas de la esquina, o los jugos de banqueta.

ahora estás aquí ya bien muerta. agujereada de enfrente hacia atrás y a atrás hacia enfrente. escurrida entre las piernas del chofer que te andabas comiendo y a quien señalaste como "el bueno" para asaltar.

miras para arriba pero ya no miras, cacharpo.

ya no piensas.

ya no sientes.

ya solo te desangras como animal.

∞∞∞

te sientes vivo, beltrán.

por primera vez en tu cacahuatera vida te sientes vivo. feliz, con tu pistolota 9-milímetros en las manos y con todos esos chorros de adrenalina recorriendo tus venas entrando y saliendo a tu corazón, irrigando todo tu cuerpo, dándole vitalidad.

te sientes más hombre que cuerpo, más mente que hombre.

te sientes bestia, jaguar, tu perro el mártir que tienes medio olvidado en tu zotehuela.

te gusta sentirte así.

no sabías lo que se sentía pero ya lo estás sintiendo ahora. después del tremendo grito que echaste al ponerte de pie y desenfundar tu arma: «¡van a bailar un huapango en lo más pando de la verrrrga!» fue lo que gritaste pero nadie te entendió, beltrán. nomás *verrrrga* fue lo que entendieron, pero no importa.

lo que importa es que ¡ay puto! todos se quedaron bien paniqueadotes porque vieron tu pistolón.

una fusca chula, como del ejército.

y luego tu decisión, beltrán; como si deveras.

y luego eran dos contra uno. tú y el chofer contra el mazacuate que los encañonaba con su arma.

«primero a ese», dijiste pero se te estaba olvidando que tú ni disparar sabes, carnal. y luego te acordaste pero se te volvió a olvidar. o quisiste olvidar porque estar en ese sitio emocional estaba poca madre. ojalá nunca nadie te hubiera sacado de ahí, beltrán. ese era tu verdadero sino, ahí estaba el beltrán que siempre habías querido ser. ahí estaba, erguido como el mono de darwin y amedrentando a un asaltante de peseros, todo ruco, todo chimuelo y mal tatuado. y ahí estaba su cómplice, la cacharpo, agarrada ya del pescuezo por el chofer.

pero como que al chofer se le está yendo el hilo.

como que se quiere sentir un héroe y aquí, en este pesero el único héroe eres tú, beltrán. y es por eso que quieres poner orden.

–les voy a decir cómo le vamos a hacer, culeros –dices en voz alta, recia. primero nadie disparé… ¿de acuerdo?

–ta bien –dice el chofer cuyo nombre es marco antonio.

–va –dice el mazacuate.

–muy bien. ahora tú, chofer, le vas a abrir la puerta de atrás a este pendejo. y tú, chimuelo, despacito y sin panchos te vas a bajar y te vas a ir derechito a lo más pando de la verga…,

–¿y ellos dos? –pregunta el mazacuate señalando con la barbilla primero a la cacharpo y luego al frente·de·olla.

–estos aquí nos los vas a dejar, chimuelín. son nuestros vales·de·despensa.

–no te atrevas, mazacuate –escuchas ahora a la cacharpo. te juro que si te bajas de este pinche pesero de cagada te busco hasta encontrarte y luego te cuelgo de los güevos y luego te saco los ojos con una cuchara y luego te despellejo como hicieron con el pendejo ladrón que se metió a robar al barrio.

y todo iba bien, carnal.

todo estaba saliendo como el héroe que eres.

que eras.

que fuiste.

lo malo es que nadie lo verá. porque el periódico ni caso te hizo, ni siquiera te mencionó. al otro día saldrá una foto del mazacuate todo floreado al pie del pesero con una nota donde se leerá:

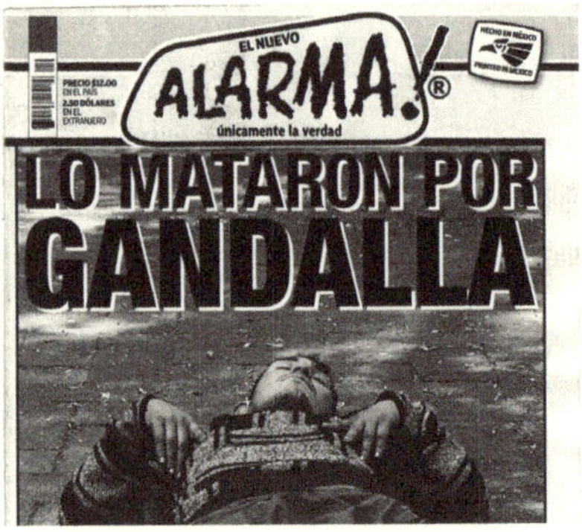

pero no dirá ni quién, ni cómo, ni por qué.

no dirá que fuiste tú, beltrán, quien por primera vez en tu vida te llenaste de valor y enfrentaste a este hijo de puta.

no dirá que en cuanto artemisa se puso de pie y pegó de gritos, tú te supiste decidido, vivo y abriste fuego.

sí, abriste fuego, beltrán, y de tu arma salieron tres disparos.

dos fallidos y uno certero.

los fallidos hicieron añicos los vidrios del pesero,

pero el tercero hizo blanco,

y el blanco fue el mazacuate.

le atravesó el esternón y le partió la columna.

ya iba hacia atrás el puto cuando pudiste encañonarlo una vez más y ahora sí partirlo en dos. o casi, porque tu traías una 9-milimetros.

pero así como todo lo malo trae pegada una cosa buena, lo bueno también trae una cosa mala. y lo malo de lo bueno, en este caso, fue que una de las balas del mazacuate se te vino a enterrar a ti.

en la mera panza, beltrán. ¡malaya!

no la sentiste.

no sentiste el impacto.

solo cómo la panza se te iba poniendo caliente, caliente, pero sonreías.

notaste como la sangre comenzaba a escurrirte por la ingle, las piernas, la valenciana del pantalón, como iba encharcándote los calcetines.

mirando en derredor después de las detonaciones tuviste que sentarte.

sonreías beltrán.

era el día más importante de tu vida y sonreías.

una cosa sí pudiste ver antes de palmarla deveras.

fue en el letrero del parabrisas del pesero el agujero de una bala justo en medio de las palabras *dios* y *conmigo.*

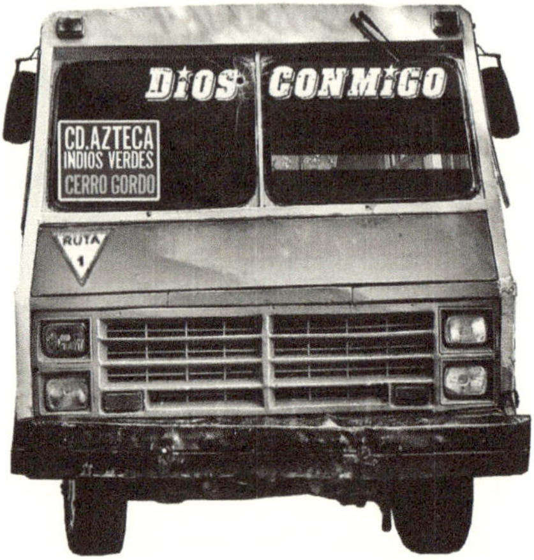

entonces recordaste ese otro disparo del compañero a quien supliste, incrustado en la placa con el nombre de la calle, justo entre los apellidos *allan* y *poe.*

se te vino a la cabeza la morena del oxxo y la cantidad de besos que ya le habías reservado en tu boca,

la cantidad de caricias que ya le guardabas en tus manos,

la cantidad de tortas de tamal de verde·oaxaqueño, atoles de arroz, paseos por el bosque de chapultepec, idas al sanborns que ya le habías prometido en sueños.

pensaste en tus hijos y en la marichuy…,

y mero cuando tu mente se fue llenando de neblina recordaste tu pueblo de hidalgo y a tu padre columpiándote en aquel potrero.

por un instante pudiste ver, incluso, la bruma

y entonces

te fue revelada la pregunta que le hiciste a tu padre en el sueño y que lo hizo romper en llanto.

«estoy vivo», pensaste mero antes de morir.

Piel de Zapa

Literatura audaz